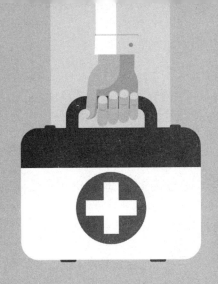

妇科与产科学

FU KE YU CHAN KE XUE

范学亮　吕淑民　王秀兰 主编

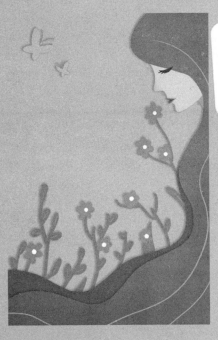

江西科学技术出版社

江西·南昌

图书在版编目（CIP）数据

妇科与产科学 / 范学亮, 吕淑民, 王秀兰主编. —
南昌：江西科学技术出版社，2019.3（2023.7重印）
ISBN 978-7-5390-6808-4

Ⅰ.①妇… Ⅱ.①范… ②吕… ③王… Ⅲ.①妇产科
学 Ⅳ.①R71

中国版本图书馆CIP数据核字（2019）第096970号

国际互联网（Internet）地址：
http://www.jxkjcbs.com
选题序号：**ZK2019003**
图书代码：**B19057-102**

妇科与产科学　　　　　　　　　　　　　　　范学亮　吕淑民　王秀兰　主编

出版 发行	江西科学技术出版社
社址	南昌市蓼洲街2号附1号
	邮编：330009　电话：（0791）86623491　86639342（传真）
印刷	永清县晔盛亚胶印有限公司
经销	各地新华书店
开本	787 mm×1092 mm　1/16
字数	111千字
印张	7
版次	2019年3月第1版　2023年7月第2次印刷
书号	ISBN 978-7-5390-6808-4
定价	45.00元

赣版权登字-03-2019-116

前　言

　　妇科学(Gynecology)是一门研究女性在非孕期生殖系统,如子宫、卵巢、输卵管或阴道等的生理病理改变,并对其进行诊断、处理的临床医学学科。妇科学通常包括妇科学基础(女性一生生理变化、月经生理、女性生殖内分泌等)、女性生殖器炎症(外阴炎、阴道炎、宫颈炎,子宫炎、附件炎、盆腔炎、性传染疾病等)、女性生殖器肿瘤(外阴、阴道、宫颈、子宫、输卵管、卵巢等良恶性肿瘤等)、生殖内分泌疾病(功能失调性子宫出血、闭经、多囊卵巢综合征、痛经、绝境综合征等)、女性生殖器官损伤性疾病(子宫脱垂、生殖道瘘、压力性尿失禁等)、女性生殖器官发育异常及先天畸形、女性其他生殖疾病(子宫内膜异位症、子宫腺肌病、不孕症)等。妇科病是女性生殖系统常见病的统称,主要的妇科病包括外阴疾病、阴道疾病、子宫疾病、输卵管疾病、卵巢疾病等,妇科病是女性的常见病和多发病。但由于许多人缺乏对妇科疾病应有的认识,缺乏对身体的保健,加之各种不良生活习惯等,使生理健康每况愈下,导致一些女性疾病缠身,且久治不愈,给正常的生活、工作带来极大不便。本书结合以往临床工作经验,对妇科疾病做了系统的总结与概括,为广大妇科临床工作者提供可参考的资料,望广大读者品评与指摘。

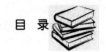

目　录

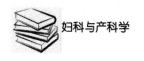

第一章 绪论

第一节 妇产科简介

妇产科学是医学科学的组成部分,是属于临床医学中的一门涉及面较广和整体性较强的学科。回顾临床开始分科时仅有内科和外科,妇产科仅是外科的一个组成部分。随着医学科学的整体发展.临床学科的分工日趋细致.妇产科学才成为独立的一门学科。如今,妇产科学课程已经是医学生的必读课程、主干课程。

一、妇产科学的范畴

妇产科学是专门研究妇女特有的生理和病理的一门学科,包括产科学和妇科学两大部分。

产科学是一门关系到妇女妊娠、分娩、产褥全过程,并对该过程中所发生的一切生理、心理、病理改变进行诊断、处理的医学科学,是一门掷助新生命诞生的医学科学。产科学通常包括产科学基础(女性生殖系统解剖及生理等)、生理产科学(妊娠生理、妊娠诊断、孕期监护及保健、正常分娩、正常产褥等)、病理产科学(妊娠病理、妊娠合并症、异常分娩、分娩期并友症、异常产褥等)、胎儿及早期新生儿学四大部分。随着医学科学的不断发展,如今作为现代产科学重要组成部分的围生医学,早已突破单一的监护模式,它以医用电子学、细胞遗传学、畸胎学、生物生理学、生物化学、药效学等相关学科飞速发展为依托,发展为包括基础学科与临床多学科有机结合并密切协作的完整体系,形成研究胚胎发育、胎儿生理与病理、早期新生儿和孕产妇疾病的诊断和防治的一门新兴学科。

妇科学是一门研究妇女非妊娠期生殖系统的一切病理改变并对其进行诊断、处理的医学科学。妇科学通常包括妇科学基础(妇女一生生理变化、月经生理、女性内分泌等)、女性生殖器炎症(各部位炎症、性传播疾病等)、女性生殖器肿瘤(各部位良性和恶性肿瘤等)、月经失调(功能失调性子宫出血、闭经、痛经等)、女性生殖器损伤(子

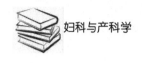

宫脱垂、生殖道瘘等)、女性生殖器畸形(主要是先天畸形等)、女性其他生殖器疾病(子宫内膜异位症、不孕症等)等。

二、妇产科学的特点

妇产科学与人的整体密不可分。妇产科学虽然已经成为一门独立学科,但女性生殖器官仅是整个人体的一部分。妇产科学虽然有女性独特的生理、心理和病理,但和人体其他脏器或系统均有密切相关性。妇女月经来潮,决不仅是子宫内发生变化,而是由大脑皮层、下丘脑～垂体、卵巢等一系列神经内分泌调节的结果,其中任何一个环节的功能出现异常,均能影响正常月经就是明证。

妇产科学是个整体,不可分割。妇产科学虽然人为地分为产科学和妇科学两部分,但两者却有着共同基础,那就是均面对女性生殖器官的生理与病理,且两科疾病多有互为因果关系。不少妇科疾病常常是产科问题的延续,例如产时盆底软组织损伤可以导致子宫脱垂、产后大出血造成 Sheehan 综合征等。不少产科问题又是妇科疾病所造成。例如,输卵管慢性炎症可以引起输卵管妊娠,盆腔肿瘤可以对妊娠及分娩造成影响等等,不胜枚举。

妇产科学是临床医学,也是预防医学,教材中的例子比比皆是。有妇女保健专章;做好定期产前检查可以预防不少妊娠并发症;做好产时处理,能预防难产和产伤;认真开展产前诊断可以及早发现遗传性疾病和先天畸形。

三、妇产科学近代进展

随着基础学科不断取得新进展,妇产科学近年也取得许多新进展,突出表现在以下几方面。

(1)产科学理论体系的转变。以往的产科学是以母亲为中心的理论体系,着重研究孕妇在妊娠期的生理变化、正常分娩的机制、妊娠并发症的防治、异常分娩的处理、产褥期母体变化等,相比之下对胎儿、新生儿的研究明显不足,致使胎儿、新生儿死亡率降低速度不能让人满意。近年产科学理论体系有着显著转变,代之以母子统一管理的理论体系,甚至有学者提出产科学应改为母子医学。这一新理论体系的出现,导致围生医学、新生儿学等分支学科诞生。目前国内已广泛开展围生期监护技术和使用电子仪器,产科医生与新生儿科医生合作,从而大大地降低了围生期母婴死亡率。

(2)产前诊断技术不断创新,目前已经能够通过产前的一些特殊检查,在妊娠早、中期明确诊断出不少种遗传性疾病和先天畸形,为家庭及社会减少极大负担。由于遗传学新技术的应用,遗传咨询门诊应运而生,为开展遗传咨询、遗传筛查创造条件,到遗传病咨询中心接受指导,能够减少不良人口的出生,从而达到提高人口素质的总要求。

(3)助孕技术日新月异。这种技术包括体外受精——胚泡移植技术、卵母细胞单精子显微注射、种植前遗传学诊断、配子输卵管内移植、宫腔内配子移植、供胚移植等。在这些助孕技术中,均需运用生殖生理新知识并开发各种新技术,如药物诱导定时排卵、刺激超排卵、监测并保证胚胎良好发育、未成熟卵子试管内培育、卵子及精子冷冻以及胚胎储存、选择优秀胚胎、试管胚胎染色体核型研究等。由于助孕技术的大力开展,也促进生殖生理学的迅速发展。

(4)女性内分泌学的飞跃发展。有学者已将月经病的研究称为女性内分泌学。新药的问世使妇女月经失调和生殖功能失调的临床诊治效果进入崭新阶段,绝经期后的性激素替代治疗大面积推广应用,使女性内分泌学已发展成为妇产科学中的一门专科学科。

(5)妇科肿瘤学发展极快,取得不少优异成绩,成为近年发展最快的一门专科学科。绒毛膜癌的化学药物治疗取得了近乎根治效果。妇科手术不少医院已开展在腹腔镜、子宫镜下手术。

(6)妇女保健学的建立。妇女保健学是根据女性生殖生理特征,以保健为中心,以群体为对象的一门新兴学科。主要研究妇女一生各时期的生理、心理、病理、适应社会能力的保健要求,我国建立健全妇女保健三级网就是明显的例子。

总之,妇产科学的进展,已经衍生了许多跨学科专科,要和其他有关学科合作,才能取得更大成绩。

第二节　雌激素及其生理作用

一、雌激素概述

雌激素(estrogen)又称雌性激素、女性激素,是一类主要的女性荷尔蒙。它会促进女性附性器官成熟及第二性征出现,并维持正常性欲及生殖功能的激素。分为两大类(均为类固醇激素),即雌性激素(又称动情激素)和孕激素。雌激素主要由卵巢的卵泡细胞等分泌(睾丸、胎盘和肾上腺,也可分泌雌激素),主要为雌二醇。在肝脏中灭活,转化为雌三醇和雌酮,并与葡萄糖醛酸结合后由尿排出。而妊娠期间,胎盘可分泌

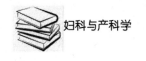
大量雌三醇。

雌激素是雌性脊椎动物的性激素,由卵巢分泌的发情激素具有促进第二性征出现的作用。哺乳动物还可使排卵后的滤胞变为黄体,并能分泌被称为第二雌激素的黄体激素,具有控制妊娠、哺乳的功能。

雌激素包括雌酮、雌二醇等,主要由卵巢和胎盘产生,少量由肝,肾上腺皮质,乳房分泌,怀孕时,胎盘也可大量分泌,男性的睾丸也会分泌少量的雌激素。

女性儿童进入青春期后,卵巢开始分泌雌激素,以促进阴道、子宫、输卵管和卵巢本身的发育,同时子宫内膜增生而产生月经。雌激素可以使皮肤保持水分,促进皮肤新陈代谢及血液循环,使皮肤柔嫩、细致,还会使乳腺增生,产生乳房、乳晕,并将脂肪选择性的集中在乳房、腹部、大腿、臀部,以此让女性的身材优美且有曲线,产生并维持女性的第二性征。

天然雌激素为雌二醇(E2)、雌酮(E)及雌三醇(E3),由卵巢、胎盘及肾上腺皮质分泌。临床上多用雌二醇(E2),其作用强,吸收快,但效果短暂,脂化后可延长作用时间,雌三醇活性很弱。

合成雌激素有半合成及完全合成两种。半合成雌激素由甾体雌激素衍生而来,常用作口服避孕药,如炔雌醇,其效力为己烯雌酚的20倍,另有炔雌甲醚和炔雌醇—环戊醚(又名炔雌醚)两种。合成雌激素为非甾体类雌激素,有己烯雌酚(又称乙蒁酚)、己烷雌酚及氯三芳乙烯等。常用己烯雌酚及炔雌醇口服及苯甲酸雌二醇肌注。

二、生理作用

对女性来说,雌激素作用非常大。实际上,女性除了生殖系统和雌激素有关,体内很多组织器官都有它的靶器官,如神经系统、心血管系统、骨骼、泌尿系统等。这些系统或者组织里面都能跟雌激素起作用,所以在女孩发育成熟的过程中这些系统也缺少不了雌激素的作用。

雌激素分泌正常时,女性会保持特有的美丽,拥有健康的人生。雌激素让女性的皮肤柔嫩、细致,皮下水分丰富,且不易秃头,使头发秀长亮丽,并拥有优美、凹凸有致的身材曲线。

女性体内雌激素越多,在周围人的眼中就越迷人,无论是男人还是女人,都会被这种魅力所吸引。18～25岁年龄段的女性,雌激素和黄体酮激素是最均衡的,也是女人一生中最美丽漂亮的阶段。女性的雌激素水平越高,相貌就越女性化,整体健康程度也越好。

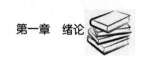

可当女性 35 岁后,卵巢功能开始减退,雌激素分泌减少,女性的衰老及疾病也随之而来,生活质量急剧下降。因此当女性雌激素水平降低时,适当补充雌激素,对女性拥有美丽、健康的一生至关重要。

而总结起来,雌激素对女性的生理作用有以下几点:

(1)卵巢,直接作用:雌激素可以刺激卵泡发育;间接作用:雌激素血浓度的高低可以促进或抑制促性腺激素的释放,从而间接影响卵巢功能。

(2)输卵管,雌激素能加速卵子在输卵管的运行速度。

(3)子宫,雌激素对子宫内膜和平滑肌的代谢有明显促进作用。

(4)胚泡,适量的雌激素为胚泡着床所必需。

(5)刺激女性外生殖器、阴道、子宫等附性器官的发育、成熟,并可促使阴道上皮细胞分化和角质化,增加上皮细胞内的糖原及糖原分解,保持阴道酸性环境,以提高其抗菌能力。

(6)乳腺,雌激素不仅可以刺激人类乳腺导管的生长,也能促进乳腺腺泡的发育及乳汁生成。

(7)蛋白代谢,雌激素可以刺激肾上腺皮质激素分泌和对抗生长激素的作用,表现为促进蛋白分解;另一方面,对肝脏则有蛋白同化作用,可以刺激多种血浆蛋白的合成。

(8)骨骼,雌激素有促进骨质致密的作用,能使骨骺提早闭合和骨化而影响骨的长度增加,绝经期女性可用雌激素治疗骨质疏松症。

(9)心血管,雌激素可以降低血管通透性,降低血清胆固醇。

(10)刺激并维持女性第二性征,如使脂肪和毛发分布具女性特征,乳腺发达、产生乳晕、骨盆宽大等。

第三节 妊娠生理

妊娠(pregnancy)、是胚胎和胎儿在母体内发育成长的过程。卵子受精是妊娠的开始,胎儿及其附属物排出是妊娠的终止。妊娠全过程约 280 天(即 40 周)。是变化非常复杂又极为协调的生理过程。

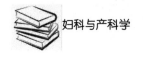

一、胚胎的形成

1.受精

成熟的精子和卵子相结合的过程称为受精(fertilization)。正常发育成熟并已获能的精子和正常发育成熟的卵子相遇是受精的必要条件。

(1)精子的运行及获能:精子在睾丸曲细精管中发生,在附睾中成熟并具有受精能力。一般认为,性交后1~3天,或更严格地说精子只有在性交后36~48小时之内,才具有受精能力。精子依靠自身活动和尾部摆动、子宫肌肉收缩、宫腔液体流动及上皮纤毛活动等,经子宫腔向输卵管移动。精子在经过宫腔时,受子宫内膜产生的淀粉酶影响,顶体酶上的"去获能因子"被解除,此过程称为精子获能。获能后的精子才具有受精能力。

(2)卵细胞的输送:卵细胞本身无活动能力,其输送完全依赖于输卵管的推进功能。成熟卵泡排卵时,卵泡液带着有卵丘的次级卵母细胞经排卵点缓慢流出,被输卵管伞端的"捡拾作用"所捕获,然后由输卵管黏膜上皮的纤毛活动,将卵细胞输送到输卵管壶腹部,输卵管液在壶腹部流动缓慢,便于卵子在壶腹部停留并在此受精。卵细胞从卵巢排出后,如24小时内不受精则开始变性,一般认为卵子排出后15~18小时之内受精效果最好。

(3)受精:获能精子进入次级卵母细胞的透明带是受精的开始,卵原核与精原核染色体融合是受精过程的完成。精子进入女性生殖道与卵子在输卵管壶腹部相遇,精子顶体释放出水解酶,消化卵子表面的放射冠和透明带,当精子穿过透明带,附着于卵膜表面时,卵细胞进行第二次成熟分裂,精子穿入卵细胞后逐渐发生所谓的"皮质反应",即透明带变质,使透明带以外的精子不能再穿入,正在穿入的精子则被固定于透明带内,以保证单精子受精。精子进入卵细胞后通过两性原核的融合,形成一个新细胞,恢复46条染色体,性染色体是XX的胚胎是女性,XY的胚胎是男性。已受精的卵子称为受精卵或孕卵,它是一个新生命的开始。

2.受精卵的发育和输送

受精后24小时孕卵即开始有丝分裂,其分裂过程称为卵裂。受精后24~36小时孕卵为双细胞阶段,以后平均约12小时分裂一次,约在受精后72小时孕卵即发育成一个由12~16个细胞组成的实心细胞团,形如桑葚,称为桑葚胚,也称早期囊胚。孕卵分裂与输送同时进行,输卵管肌肉的蠕动和黏膜上皮纤毛的摆动将受精卵向宫腔方向输送。约在受精后3~4天早期囊胚进入子宫腔,在宫腔内继续分裂发育成晚期

囊胚。

3.孕卵的着床

晚期囊胚侵入到子宫内膜的过程称为孕卵植入或着床(implantation)。着床约开始于受精后的第6~7天,至第11~12天完成。着床前孕卵所需营养来自卵细胞的胞质、输卵管液和宫腔液,着床部位大多在宫底与宫内口之间的前壁或后壁,以后壁更多见,偶见于子宫侧壁。完成着床必须具备的条件有:①孕卵在输卵管内正常运行;②透明带准时溶解消失;③子宫内膜与囊胚在发育上的精确同步化;④正常的子宫蜕膜反应及允许着床的子宫内环境等。这些都是在雌激素和孕激素的精细调节下实现的。

4.蜕膜的形成

在囊胚着床的刺激下,子宫内膜进一步增厚,血液供应更丰富,腺体分泌更旺盛,基质中结缔组织更肥大,细胞质中糖原更丰富,这一系列变化称为蜕膜反应。妊娠期的子宫内膜称为蜕膜(decidua),具有保护和营养胚胎的作用。依其与孕卵的关系分为三部分:

(1)底蜕膜(Decidua Basalis)位于囊胚和子宫壁之间的蜕膜,将来发育成胎盘的母体部分。

(2)包蜕膜(Decidua Capsularis)覆盖在囊胚上的蜕膜,使孕卵与子宫壁隔开,在胚胎发育过程中逐渐退化,与壁蜕膜逐渐融合。

(3)壁蜕膜(Decidua Vera)除底蜕膜和包蜕膜外,覆盖于子宫腔表面的蜕膜统称为壁蜕膜,又称真蜕膜。

二、胚胎的发育

囊胚着床后,内细胞团继续增殖和分化,先在内细胞团和滋养层之间形成一个囊腔,称为羊膜囊;继之在内细胞团的囊胚腔一侧形成另一个囊腔,称为卵黄囊;两囊壁相接处呈盘状,称为胚盘,是胚胎的始基。近羊膜囊一侧的排列不规则、高柱状大细胞是外胚层;近卵黄囊一侧的整齐立方细胞是内胚层。在受精后3周左右,从胚盘的外胚层分出中胚层,此时称为三胚层时期。以后,三个胚层继续发育,形成胎儿身体的各个部分。

外胚层主要分化为皮肤及毛发、唾液腺、乳腺、鼻通道、外耳道、眼晶状体、结膜、角膜、肛门及神经系统等。

中胚层主要分化为骨骼、肌肉、结缔组织、血液、循环系统、泌尿生殖系统及肾上腺皮质等。

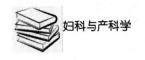

内胚层主要分化为消化道、呼吸道、肝、胆囊、胰腺、甲状腺、扁桃体、甲状旁腺、胸腺及女性尿道、男性尿道末段和膀胱的上皮等。

三、胎儿的发育特点

胚胎的生长以 4 周作为一个孕龄(Gestational Age)单位。妊娠 8 周内(即受精 6 周内)是胎体主要器官发育形成的时期,称为胚胎(embryo);妊娠 8 周后是胎体各器官进一步成长成熟的时期,称为胎儿(fetus)。妊娠各周胎儿发育的特点如下。

8 周末:胚胎初具人形,头的大小约占整个胎体的一半。能分辨出口、鼻、外耳、眼睑、眼球等。四肢增大,有关节、手指和脚趾形成,B 超可见胎心搏动。

12 周末:胎儿身长约 9 cm,体重约 20 g,外生殖器已分化,四肢有微弱活动,大多数骨骼中已出现骨化中心。

16 周末:胎儿身长约 16 cm,体重约 100 g,从外生殖器上可以确定胎儿性别,部分孕妇自觉有胎动,胎儿已开始呼吸运动,并开始长出头发,X 线检查可见脊柱阴影。

20 周末:胎儿身长约 25 cm,体重约 300 g,皮肤暗红,全身有毳毛,开始出现吞咽、排尿功能,出生后可有心跳及呼吸。腹部检查可听见胎心音,孕妇自觉胎动明显。

24 周末:胎儿身长约 30 cm,体重约 700 g,各脏器均已发育,皮肤有皱纹,皮下脂肪开始沉积。

28 周末:胎儿身长约 35 cm,体重约 1000 g,皮肤发红,有时可见胎脂,皮下脂肪少,面部皱纹多,出生后能啼哭,会吞咽,生活能力弱,加强护理可以存活,但易患特发性呼吸窘迫综合征。

32 周末:胎儿身长约 40 cm,体重约 1700 g,面部毳毛已脱落,生活力尚可,适当护理可以存活。

36 周末:胎儿身长约 45 cm,体重约 2500 g,皮下脂肪多,指(趾)甲已达指(趾)端,出生后能哭,有吸吮能力,生活力良好,生后基本可以存活。

40 周末:胎儿已成熟,身长约 50 cm,体重约 3000 g,双顶径约 9.3 cm,皮肤粉红色,皮下脂肪丰满,胎脂消失,指(趾)甲超过指(趾)端,男性胎儿睾丸已下降至阴囊,女性胎儿大小阴唇发育良好,出生后哭声响亮,吸吮能力强,能很好存活。

四、胎儿附属物的形成与功能

胎儿附属物包括胎盘、胎膜、羊水及脐带。

1. 胎盘(placenta)

胎盘于妊娠 6～7 周时开始形成,12 周末时完全形成。足月的胎盘呈圆形或椭圆形,重约 450～650 g,直径 16～20 cm,厚约 1～4 cm,中间厚,边缘薄。胎盘分为母体面和胎儿面,母体面呈暗红色,粗糙,约有 15～20 个小叶;胎儿面覆盖着羊膜,呈灰蓝色,光滑、半透明。脐带附着于胎儿面中央附近,脐动静脉从脐带附着点向四周呈放射状分布,分支伸入胎盘各小叶,直达边缘。

（1）胎盘的构成:胎盘由羊膜（Amniotic Membrane）、叶状绒毛膜（Chorion Frondosum）和底蜕膜组成。

①羊膜:羊膜为半透明、光滑、无神经、血管和淋巴,富有韧性的薄膜,是胎盘的最内层。羊膜是胚胎期羊膜囊扩大的囊壁,附着于绒毛膜板的表面。

②叶状绒毛膜:妊娠 8 周后,与底蜕膜相接触的绒毛因营养丰富,发育很快,分支增多,这部分绒毛称为叶状绒毛膜,是构成胎盘的主要部分。与包蜕膜接触的绒毛因缺乏营养来源而逐渐退化,变得光滑,称为平滑绒毛膜,构成胎盘的外层。叶状绒毛膜的绒毛有两种,少数绒毛似树根样深扎于蜕膜中,称为固定绒毛（Anchoring Villus）;大部分绒毛末端游离,称为游离绒毛（Free Villus）。绒毛与绒毛的间隙称为绒毛间隙。这些间隙与底蜕膜血管相通,充满着母血,绒毛浸在绒毛间隙的母血中。

③底蜕:是组成胎盘的母体部分,因胎儿长大,羊水增多,子宫内膜的海绵层被压成纤维膜状,分娩时胎盘即由此剥离。

（2）胎盘的功能:胎盘是胎儿与母体间进行物质交换的重要器官,是胚胎与母体组织的结合体。胎盘的功能极其复杂,既是维持胎儿在宫腔内正常发育的器官,又是胎儿气体交换、消化吸收、排泄的器官。为完成这些功能,胎盘产生激素、蛋白质和酶等,并有一定的防御和免疫功能。

①气体交换:利用胎血与母血中氧和二氧化碳分压的差异,在胎盘中通过扩散作用进行气体交换,以保证胎儿对氧气的需要。

②供应营养:胎儿生长发育所需要的葡萄糖、氨基酸、脂肪酸、维生素及电解质等可经胎盘输送到胎儿血中,同时胎盘产生各种酶,能把结构复杂的物质分解为简单的物质,或把结构简单的物质合成糖原、蛋白质及胆固醇供应胎儿。大多数药物以简单扩散方式从母体通过胎盘影响胎儿。

③排出代谢产物:胎儿的代谢产物,如尿素、尿酸、肌酐、肌酸等经胎盘渗入母血然后排出。

④防御功能:胎盘的屏障作用有限,各种病毒,如风疹病毒等,以及分子量小且对胎儿有害的药物,如巴比妥类、氯丙嗪等,均可通过胎盘,导致胎儿畸形甚至死亡,故孕妇用药时应考虑对胎儿的影响。

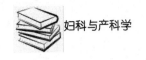

⑤免疫功能:胎儿对于母体而言是同种异体的移植物,作为移植物的胎儿不被母体排斥,除了妊娠的母体免疫力弱,胎儿组织抗原性不强外,胎盘的构造使母子血液互不相通,首先消除了第一次排斥的必要条件。妊娠末期胎盘与母体间有一层纤维蛋白样物质沉着,滋养层细胞外有一层透明质酸和唾液酸组成的纤维样物包绕,可形成一个屏障阻断细胞抗原。此外,胎盘所产生的自体激素和蛋白类激素也可能起一定的免疫抑制作用。

⑥内分泌功能:胎盘可合成蛋白激素、甾体激素和某些酶。

蛋白激素:主要包括绒毛膜促性腺激素和胎盘生乳素等。

绒毛膜促性腺激素(Human Chorionic Gonadotropin,HCG):为滋养层细胞所分泌,其主要作用是使月经黄体继续发育成妊娠黄体,以维持妊娠。在停经35天左右,即可在孕妇血中和尿中测出HCG,以后逐渐上升,至60~70天达高峰,12周左右即开始逐渐下降,妊娠第18周时达到最低水平,并一直维持到分娩,约于产后5~6天消失。

胎盘生乳素(Human Placental Lactogen,HPL):可以促进乳腺发育和胎儿生长,在妊娠8周时可在母血中测出,此后分泌量逐渐增加,直至分娩。

甾体激素:主要包括雌激素和孕激素等。

雌激素(estrogen):由绒毛合体细胞产生,雌激素含量随妊娠进展而增加,产后突然下降。孕妇尿中有多种雌激素,主要是雌三醇(E3),E3由胎盘、胎儿肾上腺和肝脏共同产生,又称胎儿一胎盘单位。测定孕妇血、尿及羊水中E3含量是常用的胎盘功能检查方法之一。

孕激素(progestin):由绒毛合体细胞产生,其分泌量自妊娠3个月起逐渐增加,妊娠足月时达高峰,产后即迅速下降。

酶:胎盘还可以合成某些酶,包括:催产素酶、双胺氧化酶、耐热性碱性磷酸酶等,其生物学意义尚不明确。其中,催产素酶可能使催产素灭活,起到维持妊娠的作用。

2. 胎膜(Fetal Membrane)

胎膜由绒毛膜和羊膜组成。外层是平滑绒毛膜,内层是半透明的羊膜,至妊娠晚期两层互相紧贴,但二者能够完全分开。完整胎膜可防止细菌进入宫腔,故胎膜早破容易引起感染。胎膜含多量花生四烯酸(前列腺素前身物质)在分娩发动中可能起一定作用。

3. 脐带(Umbilical Cord)

脐带为胎儿与胎盘连接的纽带。外层为羊膜,内有两条较细、壁厚的脐动脉和一条较粗、管壁薄的脐静脉,脐血管外为胶样结缔组织(华通胶)。脐带长约30~70 cm,

平均约 50 cm,直径约 1～1.5 cm。脐带≥70 cm 者称为脐带过长(Long Cord)。脐带≤30 cm 者称为脐带过短(Short Cord)。脐带过长、过短时,对胎儿均有影响。脐带过长是发生脐带缠绕、打结、脱垂的主要原因,脐带过短在分娩过程中可阻碍胎先露部下降,或脐带紧张而影响脐带血运,引起胎儿窘迫,甚至可引起胎盘早剥或滞产。脐带是胎儿循环的通道,一旦受压,可引起血运障碍,危及胎儿生命。

4. 羊水(Amniotic Fluid)

羊水是羊膜囊内含有的液体。妊娠足月时羊水量约为 1000 ml。在妊娠的任何时期,若羊水量超过 2000 ml,可诊断为羊水过多(polyhydramnios);若在妊娠晚期羊水量少于 300 ml,可诊断为羊水过少(oligohydramnios)。羊水过多或过少均属高危妊娠,会影响围生儿的预后,须引起重视。羊水呈弱碱性,妊娠早期的羊水主要是母体血浆的漏出液。妊娠中期以后胎儿的尿液是羊水的重要来源。羊水不是静止的,而是不断进行液体交换,以保持羊水量的相对。恒定。妊娠前半期羊水透明,后半期因含有脱落的毳毛、胎脂和上皮细胞,略显混浊。羊水中含有大量的激素和酶类。

在妊娠过程中,羊水有保护胎儿和母体的功能。使胎儿在宫腔内有一定的活动度,防止胎儿与羊膜粘连;保持子宫腔内的温度恒定;使宫腔内压力均匀分布,保护胎儿不受外来损伤;减少母体因胎动引起的不适;有利于胎儿的体液平衡。临产时,羊水能传导子宫收缩的压力,同时形成前羊水囊有利于扩张子宫颈口;破膜后,可润滑产道,同时冲洗阴道减少感染的发生。

第四节 预防与保健

预防与保健是我国卫生保健事业的重要组成部分。女性一生中除随着生殖系统的发育、成熟和衰退而经历不同年龄阶段的身体变化以外,在长达 30 余年的育龄期中,还要经历月经、妊娠、分娩、产褥和哺乳等特殊生理。随着社会经济的发展,参与社会工作的妇女日益增多,影响妇女生理和心理的因素亦随之增多。因此,重视妇女保健对提高妇女健康与生活质量具有积极意义。

一、青春期与月经期卫生

青春期是女性生殖功能从开始发育到逐渐成熟的过渡时期。此期子宫发育成熟,第二性征渐趋明显,月经初潮。在行经期间,血海由满而溢,子宫泻而不藏,血室正开,

机体气血变化急骤,若调摄不当,则每易致病。

（一）青春期

（1）进行卫生宣教使少女了解女性生殖器官的解剖特点和生理卫生知识。了解性的发育、月经等生理现象。

（2）普及性教育使青少年认识到性的自然发展规律,懂得并能自觉遵守社会关于性的道德规范和法制规范。通过科学的性教育,消除他们对性的神秘感,避免不良影视书刊的影响。

（3）注意个人卫生

内裤勤换勤洗。增加营养,以满足身体正常发育的需要。积极参加各种体育活动,促进新陈代谢,强健体魄。

（二）月经期

（1）保持外阴清洁,卫生垫要清洁消毒。禁止盆浴、游泳、房事和阴道灌洗。经期一般不作妇科检查,如病情需要必须严格消毒外阴,用消毒手套,动作轻柔,尤勿用力挤压子宫。

（2）不宜参加剧烈运动和重体力劳动,以免导致月经过多或崩漏。也不宜久坐久卧,以免引起痛经或经期延长。

（3）注意保暖,避免受寒,不宜洗冷水浴,避免淋雨涉水,以免发生月经不调、痛经等疾病。

（4）不宜过食辛辣燥热及过食寒凉生冷之品,以免发生月经过多、痛经等月经疾病。

（5）保持心情舒畅,月经期阴血偏虚,肝气偏旺,情绪容易波动,应保持心情舒畅,以免加重经期的不适或导致月经失调。

二、新婚期卫生

男女双方的身心健康是家庭幸福美满的基础,婚期卫生保健是围绕结婚前后,为保障婚配双方及其下一代健康所进行的一系列保健服务措施。

1. 婚前检查

婚前检查可以发现一些异常情况和疾病。通过病史及家族史的询问,可以发现一些遗传病,有助于决定婚育的决策,减少不适当的婚配和遗传病儿的产生,提高人口素质。如发现生殖器官发育缺陷或疾病,还可得到及时处理和治疗。

2. 婚前指导

对男女双方进行性生理和性知识的教育,讲授有关孕育的生理知识。指导计划生育的安排及避孕方法的选择。

3. 新婚卫生

初次同房,处女膜破裂会引起轻微疼痛和少量出血,一般无须特殊处理。同房前后要注意清洗外阴,防止感受外邪。欲受孕者,忌酒后同房。新婚也应节制房事。

三、孕、产、哺乳期卫生

(一)妊娠期卫生

妊娠以后,由于生理上的特殊情况,应注意摄生,以保障孕妇的健康和胎儿的正常发育,对优生优育及预防产科病症的发生都具有重要的意义。

(1)生活要有规律,不宜过度劳累或负重、攀高,慎防跌朴,以免伤胎。但也要适当活动,以免气滞难产。

(2)饮食宜清淡平和而富于营养,勿令过饥过饱,致伤脾胃。妊娠7个月后,饮食不宜过咸,以防子肿、子满。

(3)注意胎教,妇人怀孕,其思想、视听、言行,均应端正。

(4)妊娠3个月以内和7个月以后,必须避免房事,以防引致流产或早产。如有流产史,尤其是反复自然流产史,整个孕期均禁房事。

(5)定期检查,可以及时发现妊娠合并症以及胎儿发育异常或畸形,并适时纠正异常胎位。指导孕妇乳头清洁护理方法。

(二)产褥期卫生

由于分娩时耗气失血,以致阴血骤虚,营卫不固,故产后最易受邪;恶露排出,血室已开,胞脉空虚,此期的调护尤为重要。

(1)充分休息,不宜过早及过度操劳,以免产后血崩、子宫脱垂等。但亦应适当活动,促进身体的复原。居室应注意保暖和空气流通,不可当风坐卧,衣着厚薄适中,以防感冒。夏季室温不宜过高或过加衣被,以免中暑。饮食要富于营养而易消化,慎生冷、肥甘、辛辣之品。保持心情愉快,以免气结血滞,引起腹痛、缺乳等病变。

(2)保持外阴清洁、干燥,可用温开水擦洗外阴,勤换内裤和卫生垫。产后汗出较多,要经常擦浴及换洗内衣。

(3)产褥期严禁房事,《千金要方》强调"产后满百日,乃可合会"是合理的,可减少产后病的发生。

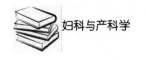
（4）产后 42 天时应进行较详细的检查，包括饮食、睡眠、大小便、全身感觉等；体温、体重的变化；乳房、乳头的情况以及生殖器官的恢复情况。及早防治有关乳房、会阴、剖腹产腹部伤及子宫恢复等的异常情况，以保证产妇健康的恢复。

（三）哺乳期卫生

哺乳期是指产妇用自己乳汁喂养婴儿的时期，通常为 10 个月。母乳营养丰富，最适合婴儿的营养、消化与吸收，而且含多种免疫物质，能增强婴儿的抗病能力，故应鼓励母乳喂养。

（1）每次哺乳前要用温开水清洗乳房、乳头，母亲也要洗手，避免婴儿吮人不洁之物。蒸乳时，可作热敷或用吸奶器将乳汁吸空，以免奎积成痈。如出现乳头耿裂或已成乳痈，应及时处理。

（2）产后半小时后即可哺乳，一般每隔 3～4 小时 1 次，喂乳期为 6～10 个月。

（3）乳母要保持情志舒畅，睡眠充足，劳逸适度，饮食营养丰富，饮量充足，以保证乳汁正常分泌。用药要慎重，避免有毒性的药物通过乳汁进入婴儿体内。

（4）要落实避孕措施，不宜服用避孕药物。

四、中年期卫生

中年乃是人生的黄金时期，思维能力日趋完善，知识积累较丰富，精力充沛，然而从生理角度讲，这个时期正是机体功能开始走向衰减的时期。《素问·阴阳应象大论》曰："年四十，而阴气自半也，起居衰矣；年五十，体重耳目不聪明矣。"所以应注意以下事项：

1. 及早重视

中年开始衰退的程度，除了自然衰退的种种原因外，还有人为的因素。青年时期若自恃体格强壮，或多次人工流产，不注意养身保健，到了中年时期则体弱多病。故青年时期应对疾病防微杜渐，在经孕产乳各个时期，注意卫生保健。

2. 重修生息

《景岳全书》提出："人到中年左右，当大为修理一番，则再振根基。"所以要高度重视中年养生的必要性和重要性，调摄饮食，起居有节，可根据自身的体质、生活环境及季节合理调摄，如冬令季节适当地进服补品，固护元阴元阳，调理气血，重修生息，即再振根基。有学者提出妇女从中年始要补钙，早期预防绝经妇女骨质疏松症，比发病后治疗更重要。中医补肾壮骨是行之有效的治法。同时注意忙中不忘锻炼身体。

3.防治疾病

要了解中年时期的多发病,如盆腔炎、子宫肌瘤等疾病的预防知识,并定期进行体格检查,做到未病先防、有病早治和病后防变的"三级预防"。

4.调节情志

妇女在本时期多面临繁重的家庭及工作负担,容易发生焦虑和烦躁情绪,不良的情绪刺激可影响生理状态甚至导致疾病的产生。因而要加强社会宣传,使她们在家庭中受到丈夫和孩子的理解,在工作环境中得到足够的重视,但最重要的是自身要具有积极乐观的生活态度,保持良好的情绪。

五、绝经期与老年期卫生

(一)绝经期卫生

绝经期前后肾气渐衰,天癸将竭,冲任二脉虚惫,每可致阴阳不相协调。此时应注意调护,使妇女顺利渡过这一时期,从而健康地进入老年期。

(1)广泛宣传绝经期卫生知识,使绝经期妇女消除不必要的思想顾虑,同时关心她们的工作和生活。定期作妇科防癌普查,治疗绝经前后诸证等,提高生活质量。

(2)注意劳逸结合,参加适当的劳动和活动,注意盆底肌肉的锻炼,打太极拳、练气功等以锻炼身体,分散注意力,顺利渡过绝经期。

(3)生活起居应有规律,避免外邪侵袭。调节饮食,少食动物脂肪和内脏。调理心态,勿使大怒,勿令忧思。节制房事,以养精神。

(二)老年期卫生

随着年龄的增长,从体型、步态至生理功能、内部器官都逐渐衰老,整个机体均发生衰退变化,这时妇女要了解和适应这些变化,注意卫生保健,防病治病,延缓衰老。

(1)应该平静而乐观地看待社会和家庭,保持自信心,力所能及地作些社会工作,不但有利于国家社会,还有利于自身的健康。

(2)重视饮食调理,多吃粗粮饮食,可适当吃些补品。体育运动时要轻、慢、稳,要避免碰撞骨折。

(3)定期进行健康普查,以便早期发现宫颈癌、子宫内膜癌、卵巢癌等疾病。对发生阴道流血、异常带下等情况,要早诊断,早治疗。

(4)避免过重的体力劳动或不适宜的体位,保持大便通畅,以免发生子宫脱垂。注意外阴清洁,防治阴道和泌尿系感染。

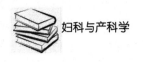

第二章　女性生殖器官解剖与生理

第一节　女性生殖系统解剖

女性生殖系统包括内、外生殖器官及其相关组织。女性内生殖器,包括阴道、子宫、输卵管及卵巢。女性外生殖器指生殖器官的外露部分,又称外阴。包括阴阜、大阴唇、小阴唇、阴蒂、阴道前庭。

一、外生殖器

1. 外阴的范围

女性外生殖器是指生殖器官外露的部分又称外阴,系指耻骨联合至会阴和两股内侧之间的组织。

2. 外阴的组成

(1)阴阜位于耻骨联合前面,皮下有丰富的脂肪组织。青春期开始,其上的皮肤开始生长卷曲的阴毛,是第二性征之一。

(2)大阴唇为外阴两侧一对隆起的皮肤皱襞。其前接阴阜,后达会阴。大阴唇皮下富含脂肪组织和静脉丛等,局部受伤后易形成血肿。

(3)小阴唇位于大阴唇内侧。为一对纵形皮肤皱襞,表面湿润,酷似黏膜,色褐、无毛,富含神经末梢,故极敏感。

(4)阴蒂位于小阴唇前端。为海绵体组织,阴蒂头富含神经末梢,极为敏感。

(5)阴道前庭为两小阴唇之间的菱形区域。前庭的前方有尿道口,后方有阴道口。①尿道口:位于阴蒂与阴道口之间,为一不规则的椭圆形小孔。尿道口后壁两旁有一对腺体,称尿道旁腺,常为细菌潜伏之处。②前庭大腺:又称巴氏腺。位于大阴唇后部,是阴道口两侧的腺体。大似黄豆;腺管细长 1~2 cm,开口于小阴唇与处女膜之间的沟内。性兴奋时分泌黄白色黏液起润滑作用。正常情况检查时不能触及此腺。若因感染腺管口闭塞,形成脓肿或囊肿,则能看到或触及。③前庭球:又称球海绵体,位于前唇两侧由具有勃起性的静脉丛组成,表面覆盖有球海绵体肌。④阴道口及处女膜:阴道口位于尿道口下方,阴道口上覆有一层薄膜,称为处女膜。膜中央有一开口。月经期经血由此流出。

二、内生殖器

女性内生殖器包括阴道、子宫、输卵管及卵巢,后二者称为附件。

1. 阴道

为性交器官、月经血排出及胎儿娩出的通道。

(1)位置和形态位于真骨盆下部中央,呈上宽下窄的管道,前壁长 7～9 cm,与膀胱和尿道相邻,后壁长 10～12 cm,与直肠贴近。阴道上端包围宫颈,环绕宫颈周围的部分称阴道穹隆。按其位置分为前、后、左、右 4 部分,其中后穹隆最深,与直肠子宫陷凹紧密相邻,为盆腔最低部位,临床上可经此处穿刺或引流。阴道下端开口于前庭后部。

(2)组织结构阴道壁由黏膜、肌层和纤维组织膜构成,有很多横纹皱襞,故有较大伸展性。阴道黏膜呈淡红色,由复层鳞状上皮细胞覆盖,无腺体。阴道肌层由两层平滑肌纤维构成,外层纵行,内层环行,在肌层的外面有一层纤维组织膜,含多量弹力纤维及少量平滑肌纤维。

阴道黏膜受性激素影响有周期性变化。幼女及绝经后妇女的阴道黏膜上皮甚薄,皱襞少,伸展性小,易创伤、易出血。阴道壁因富有静脉丛,故局部受损伤后出血量多或形成血肿。

2. 子宫

壁厚、腔小、以肌肉为主的器官。腔内覆盖黏膜称子宫内膜,青春期后受性激素影响发生周期性改变并产生月经;妊娠期孕育胎儿。

(1)形态成人的子宫为前后略扁的倒置梨形,重 50 g,长 7～8 cm,宽 4～5 cm,厚 2～3 cm,宫腔容量 5 ml。子宫上部较宽为宫体,其上部隆突部分为宫底,两侧为宫角,子宫下部成圆柱形为宫颈。宫腔上宽下窄,子宫体与宫颈间最狭窄处为峡部,在非孕期长 1 cm,其上端形态上较为狭窄,成为解剖学内口;其下端为子宫内膜组织向宫颈黏膜转化的部位,故称组织学内口。宫颈管长 2.5～3 cm,下端为宫颈外口。宫颈下端伸入阴道内的部分叫宫颈阴道部,阴道以上的部分叫宫颈阴道上部。未产妇的宫颈外口呈圆形,已产妇的宫颈外口受分娩影响而形成横裂。

(2)组织结构宫体和宫颈的结构不同。①宫体:宫体壁由 3 层组织构成,外层为

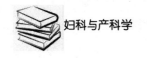

浆膜层(脏腹膜),中间层为肌层,内层为子宫内膜。子宫内膜为一层粉红色黏膜组织,从青春期开始受卵巢激素影响,其表面2/3能发生周期性变化称功能层;余下1/3靠近子宫肌层的内膜无周期性变化称基底层。子宫肌层厚,非孕时厚约0.8 cm。肌层由平滑肌束及弹力纤维所组成。肌束纵横交错如网状,大致分3层:外层多纵行,内层环行,中层多各方交织,也有人称为"外纵、内环、中交叉"。肌层中含血管,子宫收缩时血管被压缩,能有效制止产后子宫出血。②宫颈:主要由结缔组织构成,亦含有平滑肌纤维、血管及弹力纤维。宫颈管黏膜上皮细胞呈单层高柱状,黏膜层有许多腺体能分泌碱性黏液,形成宫颈管内的黏液栓,将宫颈管与外界隔开。宫颈阴道部为复层鳞状上皮覆盖,表面光滑。宫颈外口柱状上皮与鳞状上皮交界处是宫颈癌的好发部位,并受激素影响发生周期性外移。③位置子宫位于盆腔中央,膀胱与直肠之间,下端接阴道,两侧有输卵管和卵巢。子宫的正常位置呈轻度前倾前屈位,主要靠子宫韧带及骨盆底肌和筋膜的支托作用。④子宫韧带共有4对:圆韧带、阔韧带、主韧带及子宫骶韧带。若上述韧带、骨盆底肌和筋膜薄弱或受损伤,可导致子宫位置异常,形成不同程度的盆腔脏器脱垂。

3. 输卵管

输卵管为卵子与精子相遇的场所,也是向宫腔运送受精卵的管道。为一对细长而弯曲的管,位于子宫阔韧带的上缘内,内侧与宫角相连通,外端游离,与卵巢接近。全长约8~14 cm。根据输卵管的形态由内向外可分为4部分,间质部,峡部,壶腹部和伞部。

输卵管壁由3层构成:外层为浆膜层,中层为平滑肌层,内层为黏膜层。内层富含纤毛细胞,其纤毛摆动有助于运送卵子。

4. 卵巢

为一对扁椭圆形的性腺,具有生殖和内分泌功能,产生和排出卵细胞,以及分泌性激素。青春期前,卵巢表面光滑;青春期开始排卵后,表面逐渐凹凸不平;成年妇女的卵巢约4 cm×3 cm×1 cm大,重5~6 g,呈灰白色;绝经后卵巢萎缩变小变硬。卵巢外侧以骨盆漏斗韧带连于骨盆壁,内侧以卵巢固有韧带与子宫连接。

卵巢表面无腹膜,由单层立方上皮覆盖称表发上皮;其内有一层纤维组织称卵巢白膜。再往内为卵巢组织,分皮质与髓质。皮质在外层,其中有数以万计的原始卵泡(又称始基卵泡)及致密结缔组织;髓质在中心,无卵泡,含疏松结缔组织及丰富血管、神经、淋巴管及少量与卵巢悬韧带相连续、对卵巢运动有作用的平滑肌纤维。

上述内生殖器官在妊娠期间胚胎形成过程中发挥重要作用:①排卵期成熟的卵细

胞由卵巢排出,输卵管伞端"拾卵",卵子进入输卵管的壶腹部。此时宫颈黏液栓变得稀薄,适宜精子进入。②性交后精液进入阴道后穹隆,部分精子游走,通过宫颈管、宫腔,进入输卵管。③在输卵管峡部与壶腹部交界处,精子与卵细胞融合成为一个新的合体细胞,此过程称为受精。一次射精虽能排出数以亿计的精子,但最后能到达受精部位的很少。精子在女性生殖道内的受精能力大约只能保持48小时。④受精卵在输卵管的蠕动和纤毛的作用下,逐渐运行至子宫腔,并同时进行受精卵的细胞分裂。受精卵的发育与运行是同时进行的。由于输卵管管壁肌肉的蠕动及输卵管黏膜纤毛的摆动,受精卵渐渐向子宫腔方向移动,在受精后3～4天到达宫腔。⑤在受精后第7～8天,受精卵发育为囊胚或胚泡,其滋养层细胞与子宫内膜接触。胚泡经过定位、粘着和穿透三个阶段,植入子宫内膜,成为着床。子宫仅在一个极短的关键时期内允许胚泡着床,此时期为子宫的敏感期或接受期。⑥约在受精后9～10天,内细胞团很快增殖与分化,分裂成两层,即外胚层与内胚层。两层细胞分裂都很快,并再各形成一空腔,即羊膜腔与卵黄囊,二者之间的组织称为胚盘,将来分化成为胎儿身体各部分。受精后第三周开始,胚盘逐渐分化为内、外、中三胚层,胚胎形成。

三、骨盆及骨盆底组织

骨盆是躯干和下肢之间的骨性连接,是支持躯干和保护盆腔脏器的重要结构。女性骨盆又是胎儿娩出时必经的骨性产道,其大小、形态与分娩密切相关。骨盆形态及组成骨间各径线异常可导致异常分娩。通常女性骨盆较男性骨盆宽而浅,有利于胎儿娩出。

骨盆底由多层肌肉和筋膜组成,封闭骨盆出口,承托盆腔脏器。若骨盆底结构和功能发生异常,可影响盆腔脏器位置与功能,甚至引起分娩障碍;分娩处理不当,也可损伤骨盆底。

1.骨盆的组成

骨盆由骶骨、尾骨和左右两块髋骨组成。每块髋骨又由髂骨、坐骨及耻骨组成。两块髋骨前部的耻骨,借软骨相接形成耻骨联合。髂骨与骶骨侧缘相连,形成骶髂关节。骶骨与尾骨之间有骶尾关节。骶尾骨与坐骨结节、坐骨棘之间有骶结节韧带和骶棘韧带相连,骶棘韧带宽度即坐骨切迹宽度,是判断中骨盆是否狭窄的重要指标. 妊娠期受性激素影响,韧带较松弛,各关节的活动性略有增加,有利于分娩时胎儿通过骨产道。

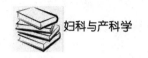

2. 骨盆的分界

以耻骨联合上缘、髂耻缘及骶岬上缘的连线为界,将骨盆分为假骨盆和真骨盆两部分。假骨盆又称大骨盆,位于骨盆分界线之上。假骨盆与产道无直接关系,但假骨盆某些径线的长短关系到真骨盆的大小,测量假骨盆的这些径线可作为了解真骨盆的参考。真骨盆又称小骨盆,位于骨盆分界线之下,是胎儿娩出的骨产道。真骨盆有上、下两口,即骨盆入口与骨盆出口,两口之间为骨盆腔。骨盆腔的后壁是骶骨与尾骨,两侧为坐骨、坐骨棘、骶棘韧带,前壁为耻骨联合。

3. 骨盆标记

(1)骶岬第一骶椎向前凸出形成骶岬,是骨盆内测量对角径的重要据点。

(2)坐骨棘位于真骨盆的中部,是坐骨后缘中点突出的部分,可经肛诊或阴道诊触到。

(3)耻骨弓由耻骨两降支的前部相连构成,女型骨盆耻骨弓角度>90°。

4. 骨盆底组织

骨盆底组织从外向内分为3层。

(1)浅层位于外生殖器及会阴皮肤下,为筋膜和浅层肌肉,即;肛门括约肌及左右成对的球海绵体肌、坐骨海绵体肌和会阴浅横肌。几对肌肉的肌腱会合于阴道外口和肛门之间,形成中心腱。

(2)中层由上下两层坚韧的筋膜及其尿道外括约肌和一对会阴深横肌组成,位于骨盆出口处前三角形的平面。因其上有尿道及阴道穿过,故称尿生殖膈。

(3)深层即盆膈,为骨盆底最里面最坚强有力的一层,由提肛肌及其筋膜组成。提肛肌呈漏斗状,自盆腔内壁向后、向内及向下走行,两侧肌纤维围绕于直肠后,于正中会合。

四、盆腔血管、淋巴及神经

1. 动脉

女性生殖器的血液供应,主要来自子宫动脉、卵巢动脉、阴道动脉及阴部内动脉。

(1)子宫动脉:来自髂内动脉前支,沿盆壁下行,至阔韧带基底部急向内弯曲,在相当于子宫颈内口水平离子宫约2 cm处跨越输尿管,达子宫侧缘。分为上下两支,上支为主干,沿子宫侧壁迂回上行,供血给子宫前后壁,在宫底分为卵巢输卵管及宫底3支;下支供血给宫颈、阴道上部及部分膀胱,与阴道动脉汇合。

临床上,子宫动脉、输尿管及子宫颈之间的解剖关系有重要的意义。在切除子时,易在此处发生出血或损伤输尿管,必须提高警惕。

(2)卵巢动脉:在第二腰椎左边由腹主动脉分出下行,经骨盆漏斗韧带上缘向中线横行,分支供血给卵巢及输卵管,最后与子宫动脉上行支汇合。

(3)阴道动脉:由髂内动脉前支分出,供血给阴道中部及部分膀胱,与子宫动脉的阴道支汇合。阴道下段则由痔中动脉与阴部内动脉供血。

(4)阴部内动脉:由髂内动脉前支或中支分出,先由坐骨大孔穿出骨盆腔,绕过坐骨棘,再由坐骨小孔进入会阴肛门区,分出痔下动脉,供血给直肠下段及肛门,最后分支供血给会阴,唇及阴蒂等处。

2. 静脉

盆腔静脉与各同名动脉伴行,接受各相应区域的血液回流。子宫和阴道静脉汇入髂内静脉,右侧卵巢静脉回流入下腔静脉,左侧卵巢静脉多终止于肾静脉。

3. 淋巴

女性生殖器官有丰富的淋巴管及巴结。淋巴管及淋巴结均随血管而行。当生殖器发生炎症或癌肿时,沿着回流的常巴管传播,可引起相应的淋巴结肿大。生殖器淋巴分外生殖器淋巴与内生殖器淋巴两组。

(1)外生殖器淋巴:分深浅两部分,均汇入髂外淋巴结组。腹股沟浅淋巴结位于腹股沟带下方,为10~20个,一部分收容外生殖器会阴阴道下段及肛门部淋巴;另一部分沿大隐静脉收容会阴及下肢的淋巴。腹股沟深淋巴结位于股静脉内侧之股管内,收容阴蒂、股静脉区巴及腹股沟浅淋巴。

(2)内生殖器淋巴:此组淋巴结沿髂动脉排列,分髂外、髂内与髂总淋巴结。再向上到主动脉旁的腰淋巴结尚有1~2个位于骨与直肠之间的骶淋巴结。子宫体及底部淋巴与卵管、卵巢淋巴均输入腰淋巴结;子宫体两侧淋巴可沿子宫圆韧带进入腹股沟浅淋巴结上段与子宫颈淋巴大部分汇入闭孔和髂内淋巴结,小部分汇入髂外淋巴结,并经子宫骶骨人骶前淋巴,阴道后壁和直肠淋巴也输入骶前淋巴结;膀胱的淋巴输入髂淋巴结。

4. 神经

女性内生殖器官在大脑皮质的调节下,直接受交感和副交感神经的控制,而外生殖器官则由阴部神经所支配。阴部神经为体节神经,由第二、三、四骶神经前支的分支所组成,与阴部内动脉并行,在坐骨神经节内侧上方分为3支,即痔下神经、阴蒂背神经及会阴神经。

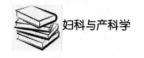

五、邻近器官

女性生殖器官与骨盆腔其他器官不仅在位置上互相邻接,而且血管、淋巴及神经也相互密切联系。当某一器官有病变时,如创伤、感染、肿瘤等,易累及邻近器官。

1. 尿道

介于耻骨联合和阴道前壁之间。尿道内括约肌为不随意肌,尿道外括约肌为随意肌,且与会阴深横肌密切联合。由于女性尿道短而直,又接近阴道,易引起泌尿系统感染。

2. 膀胱

为一囊状肌性器官,排空的膀胱为锥体形,位于耻骨联合之后、子宫之前。其大小、形状可因其盈虚及邻近器官的情况而变化。膀胱可分为顶、底、体和颈4部分。膀胱底部黏膜形成一三角区称膀胱三角,三角的尖向下为尿道内口,三角底的两侧为输尿管口,两口相距约2.5 cm。此部与宫颈及阴道前壁相邻,但正常情况下,其间组织较疏松。由于膀胱充盈可影响子宫及阴道,故妇科检查及手术前必须排空膀胱。膀胱充盈时可凸向骨盆腔甚至腹腔。如合并较大的子宫肌瘤或卵巢肿瘤时,充盈膀胱可将位于其后方的子宫或卵巢“挤出”盆腔,排空膀胱后脏器位置恢复至盆腔内,腹部无法触及。

3. 输尿管

为一对肌性圆索状长管,起自肾盂,终于膀胱,各长约30 cm,粗细不一,最细部分的内径仅3~4 mm,最粗可达7~8 mm。在施行妇科手术时,应当注意避免损伤输尿管。

4. 直肠

位于盆腔后部,其上端在第3骶椎平面与乙状结肠相接,向下穿过盆膈,下端与肛管相连。成人从左侧骶髂关节至肛门全长15~20 cm。肛管长2~3 cm,在其周围有肛门内外括约肌及肛提肌,而肛门外括约肌为骨盆底浅层肌的一部分。因此,妇科手术及分娩处理时均应注意避免损伤肛管、直肠。

5. 阑尾

阑尾根部连于盲肠的后内侧壁,远端游离,长7~9 cm,通常位于右髂窝内。但其位置、长短、粗细变化颇大,有的下端可达右侧输卵管及卵巢部位,而妊娠期阑尾位置又可随妊娠月份增加而逐渐向上外方移位。因此,妇女患阑尾炎时有可能累及子宫附件,应注意鉴别诊断。

第二节　女性生殖系统生理

一、各阶段的生理特点

女性的性功能,随年龄的增长,分为新生儿期、幼年期、青春期、性成熟期、更年期、绝经期及老年期等不同阶段,每个阶段都有它的生理特点。它是一不断发展的过程,没有截然的年龄界限,可因遗传、营养、环境和气候等影响而出现差异。

1. 新生儿期

出生四周内的婴儿为新生儿。胎儿在宫内受到母体性腺及胎盘所产生的性激素(主要为雌激素)的影响,其子宫、卵巢及乳房等,均可有一定程度的发育,个别的有乳液分泌现象。出生后,性激素浓度骤减,可引起少量阴道出血,这些都是生理现象,多很快消失。

2. 幼年期

从新生儿期至 12 岁左右称幼儿期。此期内生殖器官处于幼稚状态。阴道狭窄,上皮薄,无皱襞,细胞内缺乏糖元、酸度低、抗感染力强。子宫颈较子宫体长,占子宫全长 2/3。卵巢狭长,卵泡不发育。七、八岁起,内分泌腺开始活动,逐渐出现女性特征,骨盆渐变宽大,髋、胸及耻骨前等处皮下脂肪渐增多。10 岁左右,卵巢中开始有少数卵泡发育,但大都达不到成熟程度。11～12 岁时,第二性征开始出现。

3. 青春期

从月经来潮至生殖器官发育成熟,一般在 13～18 岁之间。此期全身及生殖器官迅速发育,性功能日趋成熟,第二性征明显,开始有月经。

丘脑下部和垂体的促性腺激素分泌增加,作用加强。卵巢增大,卵泡细胞反应性提高,进一步发育,并产生性激素。在性激素的作用下,内外生殖器官发育增大,阴阜隆起,大阴唇变肥厚,小阴唇变大且有色素沉着;阴道的长度及宽度增加,阴道黏膜变厚,出现皱襞,上皮细胞内有糖元;子宫体增大,为宫颈长度的两倍;输卵管增粗。

第二性征是指除生殖器官以外女性所特有征象。此时女孩的音调变高,乳房丰满隆起,乳头增大,乳晕加深,阴阜出现阴毛,腋窝出现腋毛。骨盆呈现质薄的女性型,脂肪分布于胸、肩及臀部,中年女人显现出女性特有的体表外形。

12～13 岁左右开始有月经,第一次行经称为"初潮"。由于卵巢功能尚不稳定,所

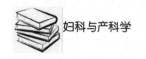

以月经不规则。初潮后一般要隔数月,半年或更长时间再来月经,一般在二年左右才渐变规则,女孩至 18 岁尚不见月经来潮,应查明原因。

4.性成熟期

一般自 18 岁左右趋于成熟,历时约 30 年。此时为卵巢生殖功能与内分泌功能最旺盛时期。在此期间,身体各部分发育成熟,出现周期性的排卵及行经,并具有生育能力。受孕以后,身体各器官发生很大变化,生殖器官的改变尤为突出。

5.更年期

是妇女由成熟期进入老年期的一个过渡时期,一般发生于 45～55 岁间。分绝经前、绝经、绝经后期。卵巢功能由活跃转入衰退状态,排卵变得不规律,直到不再排卵。月经渐趋不规律,最后完全停止。

更年期内少数妇女,由于卵巢功能衰退,自主神经功能调节受到影响,出现阵发性面部潮红,情绪易激动,心悸与失眠等症状,称"更年期综合征"。

6.老年期

一般指妇女 60 岁以后,机体所有内分泌功能普遍低落,卵巢功能进一步衰退的衰老阶段。除整个机体发生衰老改变外,生殖器官亦逐渐萎缩。卵巢缩小变硬,表面光滑;子宫及宫颈萎缩;阴道逐渐缩小,穹窿变窄,黏膜变薄、无弹性;阴唇皮下脂肪减少,阴道上皮萎缩,糖元消失,分泌物减少,呈碱性,易感染发生老年性阴道炎。

二、月经生理

女性自青春期到更年期,生殖器官出现周期性变化,称"性周期"。由于最明显的外在表现为月经,因而称"月经周期"。这种周期性变化,是通过在中枢神经系统控制下的下丘脑、垂体、卵巢(称为下丘脑－垂体－卵巢轴)内分泌系统的兴奋和抑制作用来调节的。

1.下丘脑性激素

位于脑底部,其中间隆突细胞能分泌肽类激素,具有高度生物活性,只需几毫微克(ng)就可产生生物效应。这些激素通过垂体门脉血管系统达到垂体前叶,促进或抑制其分泌各种相应的激素。起到促进作用的称释放激素(RH),起抑制作用的称抑制激素(IH)。

(1)促性腺激素释放激素(GnRH):为调节月经的主要激素,于 1971 年人工合成,其化学结构为 10 肽化合物。此激素能使垂体分泌促卵泡素(FSH)和促黄体生成素(LH),但主要为后者,故又称黄体生成素释放激素(LH－RH)。它们究竟是一种还是两种激素,目前尚无统一认识。

(2)生乳素抑制激素(PIH):下丘脑通过抑制来调节垂体泌乳激素(PRL)的分泌。脑组织中多巴胺即有此作用,故有认为多巴胺即系 PIH 者,但也有认为系经激发另一种物质而起作用,至今尚无定论。

(3)下丘脑激素的释放与抑制调节:① 神经介质:主要有去甲肾上腺素、多巴胺及5－羟色胺。

去甲肾上腺素促使 LH－RH 的分泌。

多巴胺对 LH－RH 和 PRL 有抑制作用(或促进 PIH 的分泌)。

5－羟色胺对 LH－RH 有抑制作用,但对 PRL 则有促进作用。

② 反馈调节:卵巢性激素可逆向影响下丘脑和垂体前叶促性腺激素的分泌,称反馈作用。有促进性作用者,称正反馈,反之称负反馈。雌激素与孕激素协同作用时,负反馈影响更显著。垂体促性腺激素系在 Gn－RH 调节下分泌,但又可反过来对下丘脑起负反馈作用。

③ 松果体:位于第三脑室顶部,是一很小腺体。幼年时被破坏易发生性早熟。成年时被破坏,则 Gn－RH 的释放将受影响。发生肿瘤时,常伴有下丘脑～垂体～卵巢轴功能状态的抑制。

2.垂体性激素

(1)促卵泡激素(FSH):促进卵泡周围间质分化成为卵泡膜细胞,使颗粒细胞增生及细胞内芳香化酶系统活化。

(2)促黄体生成素(LH):作用于已分化的卵泡膜细胞,使卵泡完全成熟,与 FSH 协同促使性激素的合成与分泌。卵泡成熟后 LH 突然大量释放,诱发排卵。黄体的正常功能,也是在 LH 的作用下产生的。

(3)泌乳素(PRL):此激素结构与生长素相似,但作用不同。除受 PIH 调节外,促甲状腺素释放激素(TRH)、雌激素和5～羟色胺等对其有促进作用。PRL 和雌、孕激素有协同作用,即促乳房发育和乳腺分泌作用。血液中 PRL 浓度无周期性变化,但卵泡中含量在月经前半期中偏高,抑制了颗粒细胞的黄素化,在黄体期则浓度降低,有利于黄体酮的合成。

3.卵巢性激素

在垂体促性腺激素的影响下,卵巢主要合成并分泌雌激素与孕激素。女性体内雄激素,也可由卵巢以及肾上腺皮质分泌。

卵泡期的卵泡内卵泡膜细胞为合成雌激素和雄激素的主要场所,其酶系统能将雄

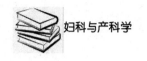

激素部分地转化为雌激素。颗粒细胞的芳香化酶系统受 FSH 的作用活化,也能将雄激素转化为雌激素。

黄体期上述细胞的性激素合成更为活跃。此时内卵泡膜黄素细胞主要产生雌激素,也分泌孕激素;黄体粒层细胞的 LH 受体量大为增加,主要分泌孕激素。

除卵巢外,胎盘可产生大量雌激素与孕激素,肾上腺皮质及睾丸也能产生极少量雌激素与孕激素。外卵泡膜细胞和卵巢间质细胞,正常能合成极少量的雄激素。

性激素和肾上腺皮质激素的基本结构与胆固醇相似,为一种类固醇激素,也称甾体激素。各激素合成的基本途径是统一的,仅因组织中酶系统的差别,而合成了不同的激素。活动过程均在细胞的粗面内质网内进行。

(1)雌激素:人体内的雌激素主要如下:17β⁻雌二醇(E2),活性最强,易被氧化成为雌酮,又可水合为作用最弱的雌三醇(E3),后者也可能是 E2 的代谢产物。这些变化都在肝脏内进行,都以葡萄糖醛酸和硫酸盐的形式从尿中排出。雌激素的主要生理功能如下:

①促使子宫发育,肌层增厚,血管增生,内膜呈增生期改变,宫颈分泌透明稀薄黏液,便于精子通过。有增强子宫对催产素的敏感性作用。

②促进输卵管的发育及蠕动,出现纤毛细胞,有利卵子或受精卵的运行。

③促使阴道上皮细胞增生角化,角化程度与雌激素水平成正比,并使上皮细胞内糖元增加,经阴道杆菌分解成为乳酸,使阴道分泌物呈酸性反应,有抑制致病菌繁殖的作用,从而增强局部的抵抗力。

④促使乳腺管增生。产后立即用较大量雌激素能抑制乳汁的分泌。

⑤促使女性第二性征发育。

⑥促使体内钠和水的潴留。

⑦加速骨骺端的闭合。

⑧对雄激素起拮抗作用。

⑨可以调节脂肪代谢(降低胆固醇与磷脂的比例)。

一定浓度的激素通过丘脑下部来影响垂体促性腺激素的分泌,一方面是抑制垂体促卵泡成熟激素的分泌,另一方面是刺激黄体生成素的分泌。

(2)孕激素:人体内产生的孕激素,主要是黄体酮,其代谢产物主要为孕二醇,与葡萄糖醛酸或硫酸结合,从尿中排出。孕激素主要生理功能如下:

①使经雌激素作用而增生的子宫内膜出现分泌现象,宫颈黏液变得黏稠,精子不易通过。

②抑制输卵管的蠕动。

③逐渐使阴道上皮细胞角化现象消失,脱落的细胞多蜷缩成堆。

④促使乳腺小泡的发育,但必须在雌激素刺激乳腺管增生之后才起作用。

⑤有致热作用,可能系通过中枢神经系统使体温升高约 0.5℃。

⑥促使体内钠和水的排出。

⑦通过丘脑下部抑制垂体促性腺激素的分泌。

孕激素与雌激素既有拮抗作用又有协同作用。孕期此两种激素在血中上升曲线平行,孕末期达高峰,分娩时子宫的强有力收缩,与二协同作用有关。

(3)雄激素:女性体内的雄激素主要是睾酮,有无生理重要性,一直是探索中的问题。据认为雌激素的组成、代谢和促进生长的能力有限,少女在青春期生长发育迅速,似难单以雌激素作用来解释,还可能有少量雄激素的作用。

4.月经周期的调节机制及临床表现

下丘脑在中枢神经系统控制下,受到兴奋即产生 Gn - RH,通过丘脑下部与垂体之间的门脉系统进入垂体前叶,使之分泌 FSH 和少量 LH。这些垂体激素使卵巢内的卵泡发育成长,并随着卵泡的逐渐成熟而分泌愈来愈多的雌激素,促使子宫内膜增生。日益增多的雌激素,将对下丘脑和垂体产生负反馈作用,使 FSH 的分泌减少,但促进 LH 的分泌。排卵前 LH 分泌明显增多,卵泡生长迅速,终至破裂而释放出成熟的卵子,即排卵、排卵后 LH 急剧下降,而后 LH 和 FSH 协同作用,使破裂的卵泡形成黄体,其中,粒层黄素细胞及卵泡细胞将分泌雌激素、孕激素,并随着黄体发育产生愈来愈多的孕激素,使增生的内膜转入到分泌期或月经前期。黄体期孕激素与雌激素达到一定浓度时,将协同对下丘脑及垂体起负反馈作用。排出的卵子如未受精,黄体即退化,孕激素及雌激素的分泌随之渐减少,导致子宫内膜的退化剥落,月经来潮。下丘脑、垂体因卵巢激素浓度的下降而不再受抑制,于是一个新的性周期又从此开始。

(1)初潮:月经首次来潮称为"初潮"。初潮年龄可受多种因素的影响,如环境、气候及健康状况等,一般在 13 ~ 15 岁之间,也有早到 10 ~ 12 岁或迟到 17 ~ 18 岁的。

(2)周期:自月经来潮的第一天算起,一般 25 ~ 35 天,平均 28 天。

(3)持续时间和经血量:持续时间因人而异,可从 1 ~ 2 天到 7 ~ 8 天不等,多数在 3 ~ 6 天之间。经血量通常以用多少纸垫及浸透程度来做粗略的估计,有人用放射性 59Fe 或 51C 同位素标记红细胞来测定人的经血量,前者为 10 ~ 55 ml,后者为 35 ~ 58 ml,并认为总失血量超过 80 ml 者为病理状态。

(4)经血特点:为暗红色,血量过多时为鲜红。血内含有退变的内膜碎片、宫颈黏

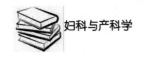

液、阴道上皮细胞、细菌及白细胞等。经血一般不凝固,但偶亦有小凝血块者。如有较大血块出现,说明经血量超过正常。经血不凝的主要原因为破坏后的内膜释放出多量活化物质,将经血内纤溶酶原激活为纤溶酶,使纤维蛋白裂解成流动的分解产物,内膜内还含有破坏其他凝血因子的活化酶,使凝血受到影响。

(5)经期症状:一般无特殊症状,有时可有全身不适、困乏、乳房胀痛、手足发胀、下腹及背部酸胀下坠等,还可有便秘、腹泻(前列腺素作用)、尿频及食欲缺乏。个别的有头痛、失眠、心悸、精神抑郁或易激动等,多在月经后自然消失。经期综合征之情绪焦躁,如在情绪上:烦躁、愁闷、抑郁、多疑、为鸡毛蒜皮的小事与人争吵;在工作和生活上:不能很好工作、学习和料理家务,夜间辗转反侧,难以入眠;不思饮食、低热等。这也是经期综合征的症状,多发生于青壮年妇女,一般没有品质性病变,月经过后,症状缓解或消失。

(6)经期注意事项。

①注意卫生、防止感染:应注意外生殖器的清洁、经期不宜盆浴,可以淋浴,防止上行感染。所使用的卫生巾要柔软、清洁、勤换。

②保持精神愉快,避免精神刺激和情绪波动。

③注意保暖、避免寒冷刺激:如游泳、冷水浴、下水田等,月经期间如果受到突然和过强的冷刺激,可引起经血过少或痛经。

④避免过劳,不宜吃生冷、酸辣、酒类等刺激性食物,多饮开水,保持大便通畅,减少盆腔充血,注意适当休息和保持充足的睡眠 。

⑤注意饮食。经期内不宜食用刺激性强的食物,如胡椒、辣椒、烟、酒等,因为这些东西可促使血液流向腹腔,而使经血增多。可多饮开水,保持大便通畅,减少盆腔充血。月经期饮食官选择新鲜而易于消化的食品,但不宜过饱。

⑥注意情绪变化。过度的情绪变化,有可能影响月经正常来潮,并且加重月经期的不适感。因此,不论是情绪波动或精神的紧张,都能影响性激素功能,从而引起月经失常,故月经期间应保持心情舒畅,避免参加情感过于激动或使精神易于疲劳的活动。

三、卵巢的周期性变化

1. 卵泡发育

卵巢分皮质和髓质两部分。皮质内散布着 30 万 ~ 70 万个始基卵泡,是胎儿时卵原细胞经细胞分裂后形成的。人的一生中仅有 400 ~ 500 个卵泡发育成熟,其余的发育到一定程度后退化消失。每一个始基卵泡中含有一卵母细胞,周围有一层棱形或扁平细胞围绕。临近青春发育期,始基卵泡开始发育,其周围的梭形细胞层增生繁殖变成方形、复层。因细胞质内含颗粒,故称颗粒细胞。颗粒细胞分裂繁殖很快,在细胞群中形成空隙,称卵泡腔。内含液体,称卵泡液,液中含雌激素。随着卵泡液的增多,空隙扩大,颗粒细胞被挤至卵泡的四周,形成卵泡液,液中含雌激素。随着卵泡液的增多,空隙扩大,颗粒细胞被挤至卵泡的四周,形成颗粒层。此时,卵细胞也在增大,被多层颗粒细胞围绕,突入卵泡腔内,称"卵丘"。环绕卵泡周围的间质细胞形成卵泡膜,分为内外两层,内层血管较丰富。内膜细胞和颗粒细胞有分泌性激素的功能。在正常成年妇女的卵巢中,每月有若干个始基卵泡发育,但其只有一个(亦可能有 2 个)卵泡发育成熟,直径可达 20 mm 女性生殖生理左右,其余的发育到某一阶段时闭锁、萎缩。

2. 排卵

卵泡在发育过程中逐渐向卵巢表面移行,成熟时呈泡状突出于卵巢表面。在卵泡内液体的压力和液体内蛋白分解酶及某些激素等的作用下,卵泡膜最后破裂,卵细胞随卵泡液排入腹腔,即"排卵"。排卵时初级卵母细胞完成其第一次成熟分裂(减数分裂),排出第一个极体,成为次级卵母细胞。随后又迅速开始第二次成熟分裂,但仅停留在成熟分裂中期,如在输卵管遇精子侵入时,才最后完成第二次成熟分裂,排出第二个极体,成为卵细胞。排卵一般发生在月经周期的第 13 ~ 16 天,但多发生在下次月经来潮的第 14 天左右。排卵一般无特殊不适,少数人可感到排卵侧下腹酸胀或坠痛。卵子可由两侧卵巢轮流排出,也可由一侧卵巢连续排出。

3. 黄体的形成和退化

排卵后,卵泡皱缩,破口被纤维蛋白封闭,空腔内充满凝血块,为早期黄体(血体)。随后结缔组织及毛细血管伸入黄体中心血块,此时颗粒细胞增生长大,胞质中出现黄色颗粒,称黄体细胞,主要分泌孕激素(孕酮或黄体酮);卵泡膜细胞主要分泌雌激素。排卵后如受精,则黄体将继续发育并将维持其功能达 3 ~ 4 个月之久,称妊娠黄体。如未受精,黄体开始退化,4 ~ 6 天后来月经。已退化的黄体渐为结缔组织所代替,成为白体。

四、子宫内膜的周期性变化

子宫内膜随卵巢的周期性变化而发生改变,一般分为四期,简述如下。

1. 增生期

经期后,在雌激素作用下,子宫内膜基底层细胞开始增生,先是修复剥脱处创面,随后因继续增生而变厚,腺体增多、变宽,并渐屈曲。血管也增生,渐呈螺旋状。间质

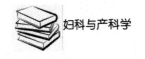
则增生致密。此期相当于卵泡发育成熟阶段,即月经周期的第 5~14 天左右。

2. 分泌期

约为月经周期的 15~23 天,相当于排卵后黄体成熟阶段。黄体分泌的孕激素和雌激素,将使增生期内膜继续增厚,腺体进一步扩大、屈曲、出现分泌现象。血管也迅速增长,更加屈曲。间质变疏松并有水肿。此时内膜厚且松软,含有丰富营养物质,有利于受精卵着床发育。

3. 月经前期

相当于黄体退化阶段,约经期的 24~28 天。黄体退化时,孕激素、雌激素水平逐渐下降。激素的这一减退,将使内膜间质水肿消退变致密,致血管受挤压而使血流瘀滞。最后轮番地出现局部血管的痉挛性收缩,造成内膜缺血、坏死,血管破裂出血。

4. 月经期

为月经周期第 1~4 天。在内膜功能层在基底层以上的部分,厚约 5~6 mm 形成的散在小血肿,将使坏死的内膜剥脱,随血液排出,称之为月经。内膜的基底层随即开始增生,形成新的内膜。故月经期实际上是一个周期的结束,也是下一周期的开始。

五、月经周期的调节机制及临床表现

下丘脑在中枢神经系统控制下,受到兴奋即产生 Gn‐RH,通过丘脑下部与垂体之间的门脉系统进入垂体前叶,使之分泌 FSH 和少量 LH。这些垂体激素使卵巢内的卵泡发育成长,并随着卵泡的逐渐成熟而分泌愈来愈多的雌激素,促使子宫内膜增生。日益增多的雌激素,将对下丘脑和垂体产生负反馈作用,使 FSH 的分泌减少,但促进 LH 的分泌。排卵前 LH 分泌明显增多,卵泡生长迅速,终至破裂而释放出成熟的卵子,即排卵、排卵后 LH 急剧下降,而后 LH 和 FSH 协同作用,使破裂的卵泡形成黄体,其中粒层黄素细胞及卵泡细胞将分泌雌激素、孕激素,并随着黄体发育产生愈来愈多的孕激素,使增生的内膜转入到分泌期或月经前期。黄体期孕激素与雌激素达到一定浓度时,将协同对下丘脑及垂体起负反馈作用。排出的卵子如未受精,黄体即退化,孕激素及雌激素的分泌随之渐减少,导致子宫内膜的退化剥落,月经来潮。下丘脑、垂体因卵巢激素浓度的下降而不再受抑制,于是一个新的性周期又从此开始。

1. 初潮:月经首次来潮称为"初潮"。初潮年龄可受多种因素的影响,如环境、气候及健康状况等,一般在 13~15 岁之间,也有早到 10~12 岁或迟到 17~18 岁的。

2. 周期

自月经来潮的第一天算起,一般 25~35 天,平均 28 天。

3. 持续时间和经血量

持续时间因人而异,可从 1 ~ 2 天到 7 ~ 8 天不等,多数在 3 ~ 6 天之间。经血量通常以用多少纸垫及浸透程度来做粗略的估计,有人用放射性 59Fe 或 51C 同位素标记红细胞来测定人的经血量,前者为 10 ~ 55 ml,后者为 35 ~ 58 ml,并认为总失血量超过 80 ml 者为病理状态。

4. 经血特点

为暗红色,血量过多时为鲜红。血内含有退变的内膜碎片、宫颈黏液、阴道上皮细胞、细菌及白细胞等。经血一般不凝固,但偶亦有小凝血块者。如有较大血块出现,说明经血量超过正常。经血不凝的主要原因为破坏后的内膜释放出多量活化物质,将经血内纤溶酶原激活为纤溶酶,使纤维蛋白裂解成流动的分解产物,内膜内还含有破坏其他凝血因子的活化酶,使凝血受到影响。

5. 经期症状

一般无特殊症状,有时可有全身不适、困乏、乳房胀痛、手足发胀、下腹及背部酸胀下坠等,还可有便秘、腹泻(前列腺素作用)、尿频及食欲缺乏。个别的有头痛、失眠、心悸、精神抑郁或易激动等,多在月经后自然消失。

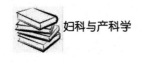

第三章　妇科病史及检查

第一节　妇科病史

一、病史采集方法

病史是病历的重要组成部分。一份完整的病历是对疾病进行诊断、治疗、预防、评价预后的重要依据。也是总结经验、不断提高医疗质量和进行科学研究的宝贵资料，某些情况下又是涉及法律的佐证。采集病史时，应注意到妇女的心理和生理特点，做到态度和蔼、语言亲切，关心体贴患者，耐心细致地询问病情。必要时加以启发诱导，但应避免暗示和主观臆测。不能亲述病史的患者，可向最了解病情的家属询问病史，但要注意可靠性和某种场合的保密性。对危重患者应一边了解病情，一边进行急救处理，以免贻误治疗。从外院转诊者，应索阅病情介绍或病历作为重要参考资料。未婚患者需行直肠－腹部诊和相应化验检查，明确病情后再补充询问与性生活有关的问题，录入病历。

二、病史内容

1.一般项目

包括患者姓名、年龄、婚姻、籍贯、职业和工种、民族、住址、工作单位、邮政编码、联系方式、身份证号码、入院日期、病史记录日期、病史陈述者及可靠程度。若非患者陈述，应注明陈述者与患者的关系。

2.主诉

促使患者就诊的主要症状以及持续时间和严重程度，就诊的目的和要求。主诉力求简明扼要，通常不超过20字。要求通过主诉可以初步估计疾病的大致范围。妇科常见临床症状有外阴瘙痒、阴道出血、白带异常、腹部疼痛、腹部包块以及闭经、不孕等。若患者有数种主要症状，则应按其发生时间先后顺序书写。例如，停经50天，阴道流血2天，腹痛1天。

3. 现病史

以主要症状为核心,按时间先后描述其发生、发展和治疗的全部过程。询问有无发病诱因、起病急缓、主要症状的部位和性质、持续时间、病情的发展与演变、是持续性还是间歇性、是进行性加剧还是逐渐缓解、有无伴随症状及特点;发病后的诊断及治疗经过,治疗效果及副反应等。此外,询问并记录患者的饮食、大小便及体重的变化、有无发热等情况。对有鉴别意义的相关症状,即便为阴性也应询问记录。

4. 月经史

包括初潮年龄、月经周期及经期长短、经量多少、经血颜色及性状,有无经前不适、经期腹痛及程度。常规询问末次月经日期(LMP)、经量和持续时间。月经异常者应问上次月经的日期(PMP)、经量和持续时间。绝经患者应询问绝经年龄,绝经后有无阴道异常出血、阴道流液或其他不适。例如:13 岁初潮,月经周期 28~30 天,经期 4~5 天,47 岁绝经,可简写为 13、4~5/28~30、47。

5. 婚育史

婚次及结婚年龄,是否近亲结婚(直系血亲及三代旁系血亲),男方年龄及健康状况,有无性病史以及双方性生活情况等。初孕或初产年龄,足月产、早产及流产次数以及现存子女数。生育史可简写为:足月产数—早产数—流产次数—现存子女数。如足月产 2 次,无早产,流产 1 次,现存子女 1 人,可简写为 2—0—1—1。也可仅用孕 m 产 n(G3P2)表示。详细询问并记录每次妊娠及分娩方式,有无难产史,新生儿出生情况,有无产后出血或感染史。自然流产或人工流产情况。末次分娩或流产的日期。采用何种计划生育措施及其效果评价。

6. 既往史

是指患者过去的健康和疾病情况。重点了解妇科疾病及于妇科有关的疾病;可以按全身各系统依次询问,如心脏病、肝炎、肾炎、结核等;有无手术外伤史、输血史、传染病史、预防接种史、药物过敏史,并注明对何种药物过敏。

7. 个人史

出生地、曾居住地区、现生活和居住情况,有无个人特殊不良嗜好,如烟、酒等。

8. 家族史

父母、兄弟、姊妹及子女健康情况。家族成员中有无遗传性疾病(如血友病、白化病等)、可能与遗传有关的疾病(如糖尿病、高血压、肿瘤、双胎等)以及传染性疾病(结核、肝炎等)。

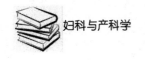

第二节　体格检查

体格检查是在采集病史后进行。检查内容包括全身检查、腹部检查和盆腔检查。除急诊外,应按下列先后顺序进行检查。盆腔检查为妇科所特有,又称妇科检查。

一、全身检查

常规测量体温、脉搏、呼吸和血压,必要时测量体重和身高。检查营养发育状况、患者的神志、精神状态、面容、体态、第二性征、毛发分布、皮肤、淋巴结(特别是左锁骨上和腹股沟淋巴结)、头部器官、甲状腺、乳房发育及有无包块或分泌物。检查心脏、肺、肝、脾、脊柱及四肢等情况。

二、腹部检查

为妇科体格检查的重要组成部分,对诊断妇科疾病有直接的关系,应在盆腔检查前完成。系统地进行腹部望诊、触诊、叩诊、听诊检查。注意观察腹部形态,有无隆起、瘢痕、水肿、静脉曲张、妊娠纹、腹壁疝等。触诊腹壁的厚度,柔软及紧张状态,肝、脾、肾有无增大及压痛,腹部是否有压痛、反跳痛或肌紧张,能否扪及包块。有包块时应描述包块部位、大小(用 cm 或相当于妊娠子宫月份来表示)、形状、质地、活动度、表面是否光滑及有无压痛等。叩诊:注意鼓音和浊音的分布范围,有无移动性浊音及液体波动感。听诊:了解肠鸣音有无亢进或减弱。若合并妊娠,应检查宫底高度、胎位、胎心、胎动及胎儿大小等。

三、盆腔检查

又称妇科检查,包括外阴、阴道、宫颈、宫体及双侧附件。

(一)检查前准备及注意事项

(1)检查者应关心体贴患者,做到态度严肃、语言亲切、检查仔细、动作轻柔。检查前告知患者盆腔检查可能引起不适,不必太紧张。

(2)检查前被检者应解净小便,需留尿化验时,应留取中断尿。必要时导尿排空膀胱。大便充盈者应在排便或灌肠后检查。

(3)严格消毒所用物品,每检查一人,应更换臀部下面的垫单或纸单(应是一次性使用),以防交叉感染。

（4）患者脱掉一侧裤腿后取膀胱截石位,臀部置于检查床边缘,头部略抬高,两手平放于身旁,使腹肌松弛。检查者面向患者,站在患者两腿之间。不宜搬动的危重患者可在病床上检查。检查时应有良好的光线。

（5）月经期应避免做盆腔检查。若为阴道异常出血必须检查时,应消毒外阴、戴无菌手套进行检查,以防发生感染。

（6）对未曾有过性生活者一般不作双合诊及阴道窥器检查,应行肛腹诊。若确有阴道检查必要时,征得其本人及家属同意后,方可进行检查。试用食指缓慢放入阴道扪诊,或在麻醉下检查。

（7）男医师对患者进行妇科检查时,需有其他医护人员在场,以减轻患者紧张心理和避免发生不必要的误会。

（8）疑有盆腔内病变而腹壁肥厚、高度紧张不配合或未婚患者,若盆腔检查不满意时,可行 B 型超声检查,必要时可在麻醉下进行盆腔检查。

（二）检查方法

1. 外阴部检查

观察外阴发育、阴毛疏密和分布情况,有无畸形、有无炎症、溃疡、水肿、赘生物或包块,注意皮肤和黏膜色泽及质地变化,有无增厚、变薄或萎缩。然后用右手拇指和食指分开小阴唇,暴露阴道前庭、尿道口和阴道口,观察尿道口周围黏膜色泽及有无赘生物,前庭大腺有无肿胀,处女膜的形状及有无闭锁,让患者向下用力屏气,观察有无阴道前后壁膨出及子宫脱垂、尿失禁等。

2. 阴道窥器检查

应根据患者阴道大小和阴道壁松弛情况,选用适当大小的阴道窥器。未婚者未经本人及家属同意,禁用窥器检查。

（1）阴道窥器的放置和取出:将上下两叶合拢,前端涂以生理盐水、肥皂水或油类润滑剂,以减轻插入阴道时的不适感。若拟作宫颈刮片或阴道细胞学检查,可用生理盐水湿润窥器前端,以免影响检查结果。放置窥器时先用一手食指和拇指分开两侧小阴唇,暴露阴道口,一手持备好的窥器,倾斜45°,沿阴道侧后壁缓慢插入阴道,边推进边转平窥器,逐渐张开两叶,直至完全暴露宫颈为止。取出窥器前,应松动上下两叶间螺扣使其合拢时再取出。无论放入或取出过程中,均应避免夹住阴唇或阴道黏膜而引起疼痛或不适。

（2）视诊。

①检查阴道:轻轻旋转窥器,观察是否有阴道隔膜或双阴道等先天畸形;观察四周

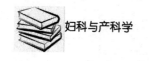

黏膜颜色、有无萎缩、充血、出血、溃疡、赘生物或囊肿等。注意分泌物的多少、性质、色泽,有无臭味。分泌物(白带)异常者应作涂片或培养找滴虫、念珠菌、淋菌及线索细胞等。

②检查宫颈:暴露宫颈后,观察宫颈位置、大小、颜色、外口形状,有无出血、糜烂、撕裂、外翻、腺体囊肿、息肉、赘生物及宫颈分泌物。必要时可进行宫颈细胞学检查取材和采集宫颈分泌物标本。

3. 双合诊

检查者一手的食、中指放入阴道,另一手在腹部配合检查,称双合诊,是盆腔检查的最常用方法。目的在于检查阴道、宫颈、宫体、输卵管、卵巢及宫旁结缔组织和韧带,以及骨盆有无异常。

检查方法:检查者一手戴好消毒手套,食指、中指涂润滑剂后,轻轻放入阴道。首先检查阴道通畅度和深度,注意阴道黏膜及穹隆的弹性,有无先天畸形、瘢痕、粘连、结节或肿块。接着扪触宫颈大小、形状、软硬度、位置有无下垂(以坐骨棘水平为准)及其程度;有无接触性出血,宫颈外口有无松弛及其程度、颈管内有无赘生物等;拨动宫颈时患者若有疼痛,称为宫颈牵扯痛或摆痛,为盆腔内器官有病变的表现。当扪及宫颈外口方向朝后时宫体多为前倾,朝前时宫体多为后倾。随后阴道内两手指托住宫颈向上向前方抬举,同时另一手以四指指腹,自腹部平脐处向下向后按压腹壁,通过内、外手指同时相互对合按压,可扪清子宫的位置、大小、形状、软硬度、活动度以及有无压痛。若子宫体朝向耻骨方向称前倾,朝向骶骨方向称后倾。子宫体与宫颈纵轴间向前形成角度为前屈,向后形成角度为后屈。扪清子宫后,将阴道内两手指移至宫颈一侧的穹隆部,尽可能往上向盆腔深部扪触;同时另一手从同侧脐旁开始往下按压腹壁,与阴道内手指相互对合,以触摸该侧子宫附件处有无肿块、增厚或压痛。若扪及肿块,应注意其位置、大小、形状、软硬度、活动度、与子宫的关系以及有无压痛等。正常卵巢偶可扪及,约为 4 cm ×3 cm ×1 cm 大小,触之稍有酸胀感,可活动。正常输卵管不能扪及。

4. 三合诊

经直肠、阴道、腹部联合检查称三合诊。方法:一手食指伸入阴道,中指伸入直肠,另一手在腹部配合检查,检查步骤与双合诊时相同,可查清极度后屈的子宫、宫颈旁及宫骶韧带的病变,也可了解位于直肠后部及子宫直肠陷凹处肿物与子宫或直肠的关系。因此三合诊在生殖器官肿瘤、结核、内膜异位症、炎症的检查时尤显重要。

5.直肠－腹部诊

一手食指伸入直肠,另一手在腹部配合检查,称直肠－腹部诊。适用于未婚、阴道闭锁或因其他原因不适合行双合诊检查的患者。

(三)记录

盆腔检查后,应将检查结果按解剖部位的先后顺序详细记录。

1.外阴

发育情况及婚产类型(未婚、已婚未产或经产)。有异常发现时应详细描述。

2.阴道

是否通畅,黏膜情况,分泌物量、色、性状以及有无臭味。

3.宫颈

大小、硬度、有无撕裂、糜烂、息肉、腺体囊肿,有无接触性出血及举痛等。

4.宫体

位置、大小、硬度、活动度,有无压痛等。

5.附件

有无肿物、增厚或压痛。若扪及肿物,记录肿物的大小、位置、硬度,表面是否光滑,活动度,有无压痛以及与子宫及盆壁关系。左右两侧情况分别记录。

第三节　阴道分泌物检查

【适应证】

阴道分泌物检查。主要用于常见阴道炎的鉴别诊断,常见的阴道炎有滴虫阴道炎、外阴阴道念珠菌病及细菌性阴道病。主要有悬滴法、pH 测定和培养法。悬滴法及培养法用于检测三种常见阴道炎的病原体;pH 测定是根据三者的病原体不同、阴道分泌物的 pH 不同,来检测阴道分泌物的 pH 值。

培养法。主要用于:①临床高度怀疑滴虫阴道炎或外阴阴道念珠菌病,但悬滴法检测滴虫或念珠菌阴性;②临床已诊断滴虫阴道炎或外阴阴道念珠菌病,但经过抗滴虫治疗或抗真菌治疗,疗效不佳,考虑有耐药发生。此外,复发性外阴阴道念珠菌病考虑有非白念珠菌感染的可能时,均应做分泌物培养,确定病原体。

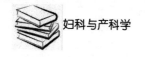
【操作方法及程序】

1. 悬滴法

（1）方法:悬滴法也称湿片法,有生理盐水悬滴法及 10% 氢氧化钾悬滴法。前者用于检测滴虫及线索细胞,后者用于检测念珠菌的芽孢及假菌丝。将 1 ~ 2 滴生理盐水及 10% 氢氧化钾混合,然后在显微镜下进行检查。

（2）诊断标准:在生理盐水的湿片上见到呈波浪状运动的滴虫及增多的白细胞,即可诊断滴虫性阴道炎。在 10% 氢氧化钾的湿片上见到芽孢及假菌丝可诊断为外阴阴道念珠菌病。在生理盐水的湿片上见到线索细胞,结合分泌物的其他特点,如白色,均质的分泌物,胺试验阳性,pH > 4.5,则可诊断细菌性阴道病。

2. pH 测定

（1）方法:pH 测定主要采用精密 pH 试纸(4 ~ 7)测定阴道分泌物的 pH 值。

（2）诊断标准:滴虫阴道炎的阴道分泌物 > 4.5。外阴阴道念珠菌病的 pH < 4.5,若 pH > 4.5,提示有混合感染,如同时有滴虫感染等。细菌性阴道病应 pH > 4.5。

3. 培养法

（1）滴虫培养:取阴道分泌物放在肝浸汤培养基或大豆蛋白胨培养基中,37℃ 孵育 48 h 后镜检有无滴虫生长。

（2）念珠菌培养:取阴道分泌物放在 TTC 沙保罗(Sabouraud)培养基上,置湿温或 37℃ 温箱,3 ~ d 后出现菌落。若菌落为白色,有可能为百念珠菌,若为红色、紫红色等其他颜色可能为非白念珠菌。若进一步对白念珠菌及非白念珠菌进行菌种鉴定,需在玉米 ~ 吐温培养基上进一步培养,25℃ 培养 7h,显微镜下有假菌丝,中隔部伴有成簇的圆形分生孢子,顶端有厚壁的厚垣孢子,芽管试验阳性,即为百念珠菌。不符合以上特征的即为非白念珠菌。其他非白念珠菌的菌株鉴定,须通过糖发酵及糖同化试验进一步鉴定。

无症状时不应做培养。

【注意事项】

做悬滴法检查时,注意取分泌物前 24 ~ 48 h 避免性交、阴道灌洗或局部用药,取分泌物时窥器不涂润滑剂,分泌物取出后应及时送检,若怀疑滴虫,应注意保暖,尤其冬日,否则滴虫活动力减弱,造成辨认困难。

第四节 细胞学检查

将阴道或宫颈的脱落细胞制成细胞涂片,经过染色及相应处理,观察细胞形态特征,用于外阴、阴道、子宫颈、子宫内膜及输卵管等部位肿瘤,也是炎症、内分泌状况诊断的一种检查方法。目前常用的检查为液基细胞学检查,它是采用液基薄层细胞检测系统检测宫颈细胞并进行细胞学分类诊断,是目前国际上较先进的一种宫颈癌细胞学检查技术,与传统的宫颈刮片巴氏涂片检查相比明显提高了标本的满意度及宫颈异常细胞检出率。宫颈防癌细胞学检查对宫颈癌细胞的检出率为100%,同时还能发现部分癌前病变,微生物感染如霉菌、滴虫、病毒、衣原体等。所以液基技术是应用于妇女宫颈癌筛查的一项先进的技术。

【适应证】

可疑外阴、阴道、宫颈、子宫内膜等部位肿瘤或炎症;

阴道排液、可疑输卵管肿瘤;

明确机体雌激素水平;

宫颈、阴道病毒感染;

有性生活女性体格检查必查项目。

【操作方法及程序】

阴道脱落细胞检查。患者取膀胱截石位,窥具打开阴道后,用刮板在阴道上1/3侧壁处轻轻刮取黏液及分泌物,均匀涂抹于载玻片上,玻片上放置95%酒精或置于10%福尔马林液中固定;巴氏染色、阅片。

宫颈脱落细胞检查。患者取膀胱截石位,窥具打开阴道后,用刮板轻轻刮取宫颈黏液及分泌物,均匀涂抹于载玻片上,固定、染色、阅片方法同上。

吸片法。用吸管吸取后穹窿积液,将其均匀涂抹于载玻片上并固定。可用于阴道、宫颈、子宫内膜及输卵管病变的诊断,子宫内膜病变者尚可用专门制备的纤维宫腔吸管,伸入子宫腔,吸取宫腔内液体、细胞制片,固定、染色、阅片方法同上。

超薄液层细胞涂片技术(TCT)。应用特殊毛刷传统的操作方法伸入宫颈管内,旋转一周取样,将所取样本放入特制装有液体的小瓶中,经离心制片,固定、染色、阅片方法同上。该技术使薄片上细胞均匀分布、形态伸展、去除黏液及红细胞的干扰,细胞利于阅片者辨认。

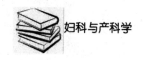

计算机辅助宫颈细胞学诊断技术(CCT)。将细胞学诊断标准和计算机图形处理技术相结合,制成计算机细胞学诊断程序,利用计算机阅读细胞涂片,进行诊断。

超薄液层细胞涂片技术及计算机辅助宫颈细胞学诊断技术(LCT)。将超薄液层细胞涂片技术与计算机辅助宫颈细胞学诊断技术结合,更加方便、快捷,但因价格昂贵,使用不多。

【注意事项】

标本采集前3天应避免性交、阴道检查、阴道冲洗及上药;

宫颈黏液较多时应使用干棉签将其轻轻拭去;

阴道出血时应避免采集标本;

可将细胞固定储存于液态储存液中,使用时制备成细胞涂片,特定的固定液可将红细胞及黏液溶解,使细胞形态更加清晰,易于观察。

【阴道脱落细胞检查的意义】

评价性激素对阴道上皮细胞的影响程度。阴道的复层上皮细胞的生长发育和成熟直接受到雌激素、孕激素及雄激素等性激素的影响,尤其是雌激素。雌激素可促使底层细胞向中层细胞分化,促使中层细胞向表层细胞分化及脱落。三层细胞所占比例一般用阴道细胞成熟指数(ml)表示,即底层/中层/表层。底层细胞所占比例增加称为"左移",一般表示雌激素水平低,表层细胞所占比例增加称为"右移",表示雌激素水平升高,中层细胞增多称为"居中",表示细胞成熟不全;三层细胞均匀相似,称为"展开",提示有大剂量雄激素影响。

雌激素水平对阴道脱落细胞的影响:雌激素轻度影响:表层细胞 <20%;高度影响:表层细胞 >60%,基本上无底层细胞。雌激素低落时出现底层细胞,轻度低落,底层细胞 <20%;中度低落,底层细胞 20% ~40%;高度低落底层细胞 >40%。

在妇科肿瘤诊断中的应用。恶形肿瘤细胞核大而深染,核仁大小不等,形态各异,染色质不均,可呈团块状或粗大颗粒状,可见核分裂象异常及核分裂象,细胞排列紊乱。可用于阴道癌、宫颈鳞癌、宫颈腺癌、子宫内膜癌及输卵管癌的诊断。阴道脱落细胞检查是最经济、最直接、最容易被患者接受的检查方法,广泛用于宫颈癌早期筛查,有效提高了人类宫颈癌的早期诊断率和总存活率。

【阴道细胞学诊断】

1. 正常阴道脱落细胞的形态特征

(1)鳞状上皮细胞:来源于阴道壁及子宫颈阴道部,约占脱落细胞80%。根据细胞位置的不同,由上皮底层向上皮表面,可分为底层细胞、中层细胞和表层细胞。

① 底层细胞:源于上皮的深棘层,可分为内底层和外底层细胞,此类细胞小而圆,胞质厚蓝染核:浆比1:1~1:4之间。正常育龄妇女很少见到此类细胞,宫颈或阴道重度炎症时,底层细胞暴露可出现;绝经期妇女,上皮变薄,底层细胞可脱落,涂片可见底层细胞。

② 中层细胞:源于上皮的浅棘层,核、浆比进一步加大为1:(5~6),细胞质外径远远超过细胞核,巴氏染色呈浅蓝色,细胞核呈圆形或卵圆形,镜下呈网状,细胞形态呈舟状或多边形。

③ 表层细胞:源于上皮表层,细胞大形态不规则,可呈多边形,边缘皱褶,巴氏染色呈淡粉色或淡蓝色,细胞核小,固缩,形态致密。

(2)柱状上皮细胞:来源于宫颈管、子宫内膜及输卵管黏膜。

①宫颈内膜细胞:可分为宫颈黏液细胞和纤毛细胞。宫颈黏液细胞:呈高柱状,细胞大小不一,核位于细胞底部或偏内端,胞核呈圆形或卵圆形,染色质分布均匀,巴氏染色胞质染色形,位于细胞底部。

②子宫内膜细胞:为柱状细胞,形态小于子宫颈内膜细胞,核呈圆形或卵圆形,细胞边缘不清,常成堆出现,容易退化,留下一片裸核。

(3)其他:细胞涂片上可见吞噬细胞、红细胞、白细胞等非上皮来源细胞,以及阴道杆菌、滴虫、真菌等微生物。

2.诊断

阴道脱落细胞诊断主要有巴氏分级诊断和描述式诊断(TBS分类)。巴氏分级法因结果与病理学诊断相差较远,目前国际上已不再应用,我国也逐步被淘汰。目前正逐步推行普及描述式诊断系统——TBS分类法。

(1)巴氏涂片及巴氏分级法:分为5级。

巴氏Ⅰ级:涂片中无异形或不正常细胞。

巴氏Ⅱ级:细胞形态有异形,但无恶性证据,根据异形轻重,可分为Ⅱa和Ⅱb。

巴氏Ⅲ级:可疑恶性,但不能确定。

巴氏Ⅳ级:细胞学高度怀疑恶性

巴氏Ⅴ级:细胞学肯定恶性。

(2)TBS分类法。

①良性细胞学改变(WNL):包括各类微生物感染性改变,妊娠、炎症、宫内节育器及放疗后的反应性和修复性改变。

②鳞状上皮细胞异常:

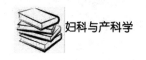

意义不明的不典型鳞状细胞(ASCUS):包括意义不明的不典型鳞状细胞(ASC - US),不除外上皮内高度病变的不典型细胞(ASCH)。

低度鳞状上皮内病变(LGSIL),即 CIN Ⅰ,包括 HPV 感染的细胞改变或轻度不典型增生。

高度鳞状上皮内病变(HGSIL),即 CIN Ⅱ 和 CIN Ⅲ,包括中、重度不典型增生及原位癌。

鳞状细胞癌(SCC)。

③腺细胞异常:

非典型腺细胞(AGC),也称意义不明的宫颈管内非典型腺细胞(AGUS),倾向于良性反应性改变,倾向于原位腺癌。

倾向于肿瘤的非典型腺细胞(AGC - favor neoplasia),来源于子宫内膜,来源不明。

可疑腺癌,颈管原位癌(AIS)

腺癌(EA),来源于宫颈管,子宫内膜,其他来源。

④不能分类的癌细胞。

⑤其他恶性细胞。

第五节　外阴及宫颈活组织检查

一、外阴活组织检查

【适应证】

外阴赘生物需明确诊断者。

疑外阴恶性病变,需明确诊断者。

外阴特异性感染(结核、阿米巴、尖锐湿疣等)。

外阴白色病变疑恶变者。

外阴溃疡久治不愈,需明确诊断或疑恶变者。

【禁忌证】

外阴急性化脓性感染。

月经期。

疑恶性黑色素瘤者禁忌门诊作活检。在住院,准备行根治手术的情况下,作较广泛的完整病灶切除。按冰冻病理报告结果,决定手术范围。

【操作方法及程序】

患者取膀胱截石位,常规消毒外阴,局部麻醉。小赘生物可自蒂部剪下或活检钳钳取,局部压迫止血。病灶面积大者行一棱形切口,切除病灶部位的皮肤、皮下组织以及病灶周围的部分正常皮肤,切口以丝线缝合,一般3~5天拆线。标本用10%甲醛或95%酒精固定后送病理检查。

【注意事项】

注意伤口卫生,以免感染。

必要时抗生素预防感染。

术后7~10日听取病理检查结果。

二、宫颈活组织检查

子宫颈活组织检查是采取子宫颈的小部分组织作病理学检查,以确定子宫颈病变或可疑病变的重要诊断方法。正常子宫颈上皮是由宫颈阴道部的鳞状上皮与宫颈管柱状上皮所共同组成,两者交界部位于宫颈外口,称为原始鳞一柱交界部。此交界部亦称移行带,当体内雌激素水平增高时,交界部外移,体内雌激素水平低时,交界部内移,甚至退缩至颈管上端。交界部因其组织学特点,往往是宫颈癌的好发部位,也是宫颈涂片、活检的重点部位。

【适应证】

宫颈细胞学涂片巴氏Ⅲ级或Ⅲ级以上者,或CCT提示CINⅠ~CINⅢ级者。

宫颈细胞涂片巴氏Ⅱ级或CCT示不典型鳞状细胞或不典型腺细胞,经抗感染治疗后仍为Ⅱ级或不典型鳞状细胞或不典型腺细胞者。

宫颈炎症反复治疗无效者,宫颈溃疡或生长赘生物者。

临床可疑为宫颈恶性病变,宫颈特异性感染(如宫颈结核、阿米巴、尖锐湿疣等)需明确诊断者。

【禁忌证】

急性炎症:如滴虫、真菌或细菌感染急性期。

急性附件炎或盆腔炎。

经期或宫腔流血量较多者。

【操作方法及程序】

窥器暴露宫颈,用干棉球擦净宫颈黏液及分泌物,局部消毒。

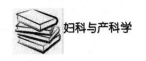
以宫颈钳固定宫颈,活检钳取材,一次钳取一小块组织,根据病情需要可以多点取材。

创面压迫止血。若出血较多,局部填塞带尾纱布压迫,纱布尾绳 留于阴道外口,嘱患者 24 小时后自行取出。

标本固定于 10% 甲醛溶液中,多点取材时,应按取材部位分块、分瓶标记送检。

【注意事项】

注意在宫颈外口鳞状上皮、柱状上皮移行带处或肉眼糜烂较重或可疑病变处或正常与异常上皮交界处取材,所取组织要有一定的深度,应包括上皮及间质,以确定间质浸润情况。

对病变明显者,可作单点活检以最后明确诊断。对于可疑癌变者,应多点活检取材,一般取 3、6、9、12 点处组织,或在希勒氏液指引下碘不着色区或可疑部位取活体,按取材部位分块、分瓶标记送检。

若条件允许,最好在阴道镜指导下行定位活检。

活组织取下后可用含云南白药带尾纱布填塞,压迫宫颈,以防出血。嘱患者 24 小时后自行取出。如取出纱布后出血多,应立即来院急诊处理。

若活检时出血活跃,可用止血剂或止血海绵放在宫颈出血处再用棉塞压迫或者电凝止血。估计次日取出棉塞后可能再出血者,嘱其来院由医师取出棉塞。

嘱患者 7～10 日来门诊听取病理检查结果。

第六节　诊断性刮宫

诊断性刮宫(简称诊刮)是刮取子宫内膜,做病理检查以明确诊断。如需排除颈管病变时,则需分别刮取宫颈管黏膜和子宫内膜,称分段诊刮,可明确病变部位及相互蔓延、累及的情况,指导临床分期、治疗及预后的估计,用于子宫内膜癌和子宫颈癌的患者。

【适应证】

子宫异常出血,需证实或排除子宫内膜癌、宫颈管癌或其他病变如流产、子宫内膜炎等。

对功血或不全流产,作诊刮既可明确诊断,又可起治疗作用。

不孕症取内膜了解有无排卵及内膜发育情况。

闭经如疑有子宫内膜结核、卵巢功能失调、宫腔粘连等。

宫外孕的辅助诊断。

【禁忌证】

合并感染的妇科患者不宜立即作诊刮,应先予以抗感染再作诊刮。

【操作方法及程序】

排空膀胱,取膀胱截石位,常规消毒外阴、阴道、铺巾。

行双合诊检查,确定子宫大小、位置及宫旁组织情况。

用窥器扩张阴道暴露宫颈,以消毒液再次消毒阴道及宫颈。

用宫颈钳固定宫颈,用探针探测宫腔深度(若需分段诊刮则应先刮宫颈内膜,再探宫腔)。

用特制的诊断性刮匙,刮取子宫内膜。

刮宫时,刮匙由内向外沿宫腔四壁、宫底及两侧角有次序地将内膜刮出并注意宫腔 有无变形、高低不平等。

刮出的子宫内膜全部固定于 10% 甲醛或 95% 酒精中,送病理检查。

【注意事项】

正确掌握诊断性刮宫的时间及范围:

(1)了解卵巢功能:应在月经前 1~2 天或月经来潮 24 小时内。

(2)功能失调性子宫出血:如疑为子宫内膜增生症者,应于月经前 1~2 天或月经来潮 24 小时内诊刮,如疑为子宫内膜剥脱不全时,则应于月经第 5~7 天诊刮。出血多或时间长,则抗感染治疗随时诊刮。

(3)原发不孕:应在月经来潮前 1~2 天诊刮,如分泌像良好,提示有排卵;如内膜仍呈增生期改变,则提示无排卵。

(4)子宫内膜结核:应于月经前 1 周或月经来潮 12 小时内诊刮,刮宫时要特别注意刮两侧宫角部,因该处阳性率较高(术前怀疑为结核者应先用抗结核药)。

条件允许,可根据患者要求或如患者精神紧张或患者为未婚者可酌情予以镇痛剂或静脉麻醉或宫旁阻滞麻醉。

阴道出血时间长者,常合并有宫腔内感染,术前和术后应用抗生素预防及控制感染。

如为了解卵巢功能而作诊刮时,术前至少 1 个月停止应用性激素。

需行刮宫止血时,应尽量刮净内膜,以起到止血作用。

放置子宫探针、刮匙作宫腔搔刮时,要注意子宫位置,操作应轻柔,尤其是哺乳期

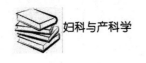

或绝经期妇女及怀疑子宫内膜癌、绒癌的患者。

术后根据病情予以抗生素防止感染。一般禁盆浴及性生活2周。

第七节　输卵管通畅性检查

一、输卵管通液

【适应证】

对不孕症患者明确输卵管是否通畅。

输卵管成形或再通术后观察。

治疗输卵管轻度闭塞。

【禁忌证】

阴道流血者。

急性盆腔炎。

各种阴道炎。

阴道清洁度3度以上或重度宫颈糜烂者。

月经干净后有性生活史者。

检查前体温超过37.5℃。

有严重脏器疾患、糖尿病、癌症等者。

【操作方法及程序】

向受术者讲明术中可能有的不适,病人排尿后取膀胱截石位。

常规外阴阴道消毒,铺巾。

术者戴无菌手套,做双合诊查清子宫位置及大小。

扩开阴道并重新消毒阴道及颈管。

轻牵宫颈,将通液头送入颈管内并使锥形橡皮或气束紧贴宫颈,以免漏液,由导管缓慢注入生理盐水,在生理盐水中可加入抗生素及地塞米松等药物,以预防感染及防止过敏反应。液体不宜太冷,以免引起输卵管痉挛。注液速度宜慢,以每分钟进入5 ml为宜。如注入液体20 ml无阻力,病人也无不适感,示双侧输卵管通畅,如注入液体5~8 ml后有阻力感,且有液体自注射器回流或自宫颈口外溢,同时病人诉下腹部疼痛,示双侧输卵管阻塞;如加压推注液体进入10 ml以上,则示输卵管部分阻塞。如病人紧张,术前半小时可肌注阿托品0.5~1 mg,避免输卵管痉挛造成的阻力。由于输卵管通液较安全,且在一定压力下注入液体有分离轻度粘连作用,故目前使用较广泛。

【注意事项】

术后1周禁性交。

手术应在月经净后3~7天内,月经后无性交者。

输卵管通液通气通畅者也可只是一侧通畅,梗阻部位不够明确。

如输卵管痉挛,可出现假阳性。

注射时要缓慢,动作要轻柔。

二、输卵管碘油造影

【适应证】

原发不孕或继发不育要求检查输卵管是否通畅者。

曾行输卵管通液术,结果通畅,但半年以上仍未妊娠者。

曾行输卵管通液术,结果不通或通而不畅者。

习惯性流产,了解有无宫颈内口松弛或子宫畸形。

确定生殖道畸形的类别。

寻找子宫异常出血的原因。

协助诊断宫腔内肿瘤、息肉、生殖器畸形、宫腔粘连、增殖期内膜、分泌期内膜。

子宫腺肌症。

滋养细胞肿瘤肌层内病变(病灶与宫腔相通者)。

【禁忌证】

生殖道急性、亚急性炎症。

严重的全身疾病。

流产、剖宫或产后6周内。

子宫出血、宫内膜尚未完全恢复前。

检查前体温超过37.5℃。

碘过敏者。

【操作方法及程序】

宜在月经后3~7天施行,术前一周禁止性交,如为确定子宫颈内口松弛症及协助诊断分泌期内膜,应在排卵后施行。

碘过敏试验:

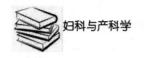

(1)10%碘化油 5ml 口含 5 分钟或每日 3 次,连服 3 日,出现口麻、心慌、恶心、呕吐及荨麻疹等症状为阳性反应。

(2)结膜试验,造影剂 1 滴点眼,1 分钟后结膜充血,水肿为阳性。

(3)皮内试验,造影剂 0.05～0.1ml 皮内注射,20 分钟后局部红肿,硬结≥10 mm 者为阳性。

(4)静脉试验是比较可靠而常用的方法,30%泛影葡胺 1 ml 加生理盐水 2 ml,静脉注射,严密观察 10 分钟,出现心慌、颊黏膜水肿、恶心、呕吐、荨麻疹为阳性,重者发生休克。

要求每次造影前必须做过敏试验,试验本身也可引起过敏反应,故事先要询问过敏史并做好应急准备,少数患者虽过敏试验阴性,造影时仍可出现过敏反应,故造影前也要备好急救药品。

取膀胱截石位,检查子宫位置后,常规消毒铺巾。

暴露宫颈,以宫颈钳夹持宫颈,导管插入宫颈内,束内注气 3 ml,以封闭宫颈内口,用金属导管者,应顶紧橡皮塞,固定导管位置,防止碘化剂外溢。

先在荧光屏上观察盆、腹腔中有无异常阴影,将导管内气体抽出,在透视下慢慢注入造影剂至子宫腔,当发现宫腔有充盈缺损时,暂停注入,立即摄片。若宫腔充盈良好,待双输卵管显影后再摄片,若宫腔充盈好而输卵管不显影,可能由于输卵管间质部阻塞或痉挛所致,子宫角部圆钝并伴有子宫收缩时,痉挛的可能性大,立即肌注阿托品 0.5 mg 或维持一定注射压力,等待 15～20 分钟,可望痉挛解除而显影,碘油造影在第一次摄片 24 小时后,应擦净阴道中残存碘油,再摄一张腹部平片,若盆腔内有碘油涂布表示输卵管通畅。水剂造影剂应在首次摄片后 10～20 分钟摄第二张。

【注意事项】

术前必须排空导管内的液体及气体,以免造成假性充盈缺损而误诊,双腔管的气束应在宫颈内上方。

金属导管不能插入过深,以防穿破子宫。

注射压力不可太大,速度不应太快,当出现造影剂外溢或患者频发呛咳时,应立即停止操作,拔出导管,置患者头低足高位,严密观察。

造影后 2 周内勿性交、盆浴。

输卵管积水易发生感染,应预防性地使用抗生素。

第八节 阴道镜检查

【适应证】

阴道细胞学巴氏Ⅱ级及其以上。

肉眼观察可疑或病史可疑之如下疾病。

（1）宫颈：①CIN，早期宫颈癌；②宫颈锥切前明确病变之范围；③真性糜烂；④尖锐湿疣；⑤梅毒；⑥结核；⑦宫颈息肉可疑恶变。

（2）阴道病变：①阴道上皮内瘤变，早期阴道癌；②阴道腺病；③尖锐湿疣；④梅毒；⑤结核等。

（3）外阴：①外阴上皮内瘤变，早期外阴癌；②尖锐湿疣；③梅毒；④结核等。

凡阴道镜下之拟诊，均应采取活组织检查，按病理学诊断确诊。

【禁忌证】

宫颈、阴道、外阴急性炎症。

局部活动性出血。

【操作方法及程序】

患者术前排空膀胱、取截石位，放置窥阴器时避免接触宫颈，以免宫颈出血影响观察。

用干棉球擦去宫颈口的分泌物。

进行阴道镜检，观察宫颈全貌，可收集宫颈全貌图。

3%醋酸溶液试验。3%醋酸溶液是阴道镜检查时最常使用的溶液，宫颈表面涂醋酸后，它的阴道镜图像迅速发生变化，主要有下面几种改变：涂醋酸后柱状上皮迅速水肿、变白，呈典型的"葡萄串"改变，而鳞状上皮没有这种改变，鳞柱交界变得非常清晰；涂醋酸后鳞状上皮变白，特别是白斑部位，明显隆起、变白，与周围正常鳞状上皮界线分明；涂醋酸后血管先收缩，继而扩张，点状血管、螺旋状血管清晰可见，数秒钟后逐渐变模糊；涂醋酸后腺体开口周围的鳞状上皮变白，呈"火山口"状，使开口更易辨认；涂醋酸后真性糜烂的图像不发生大的变化，而假性糜烂涂醋酸后则易形成"葡萄串"改变。涂醋酸后应立即进行观察，因涂后发现的图像变化仅能维持短暂的数秒钟，加绿色片后可清楚地显示血管的走形。可收集图片。

碘溶液试验。以干无菌棉球轻轻拭去表面黏液，用蘸有碘溶液的小棉球均匀涂抹

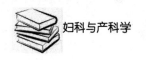

病变部位及周围黏膜,观察局部着色情况。观察结果:应注意病灶及其周围组织的着色程度,着色较深,呈棕褐色或呈褐色者为阴性,不着色区称为碘试验阳性。可收集宫颈图。正常宫颈或阴道的鳞状上皮含有丰富的糖原,表面涂碘液后,可被染成棕褐色或黑褐色,其着色的深浅与其所含糖原的多少有关。正常宫颈管柱状上皮或被覆于糜烂面的柱状上皮,一般均不着色。当鳞状上皮发生病变时,如非典型增生或上皮癌变,其上皮内所含糖原量明显减少或缺乏。因此涂碘液后病变面不着色或着色很淡。绝经后妇女或幼女因雌激素水平较低、上皮菲薄、细胞内含糖原减少,涂碘液后可不着色或着色很浅。碘试验并非检查癌变的特异性试验,它的临床价值为:区分正常鳞状上皮或需做活检的不着色上皮;了解病变的范围,特别是早期浸润癌累及的部位,为手术切除的范围提供必要的参考。碘液的配制方法:碘 1 g + 碘化钾 2 g + 蒸馏水 100 ml。待碘和碘化钾溶解后保存于棕色瓶中,防止见光变质,一般使用 4~6 周后须重新配制新鲜碘溶液。

三氯醋酸溶液试验。一般使用的浓度为 40%~50%,对组织具有较强的腐蚀、固定作用。正常宫颈或阴道黏膜涂三氯醋酸后立即变白、增厚,但表面光滑。假性湿疣(绒毛状小阴唇)涂三氯醋酸后黏膜变白,表面明显的凸凹不平、粗糙。尖锐湿疣涂三氯醋酸后立即呈刺状或棒状突起,与正常黏膜界限清楚,很容易区别。三氯醋酸对分布于黏膜表面的较早期的尖锐湿疣有很好的治疗作用,涂药后 2~3 d,涂药部位上皮脱落,1 周后可重复使用。

在拟诊病变较明显处进行活检,活检点数依病变范围而定。

检查完毕后再次消毒阴道和宫颈,局部可用止血药粉和抗生素粉,用带线止血棉球压迫宫颈,4~6 小时取出。

后可口服抗生素和止血药,待病理检查结果出来后复诊。

第九节　宫腔镜检查

宫腔镜是将子宫腔镜经子宫颈管插入子宫腔,主要观察子宫腔内病变、形态、输卵管开口,子宫内膜有无赘生物以及子宫颈管有无病变,必要时可取组织作病理学检查,借以明确诊断,同时也可配以各种不同的特殊器械,在直视下进行各种手术操作,作相应治疗。宫腔镜已成为诊断和治疗某些妇科疾病的重要手段之一。宫腔镜目前有直型和可弯型两种,也可分诊断用宫腔镜和诊断和治疗两种功能均具有的宫腔镜。

【适应证】

1.宫腔镜检查

(1)绝经前及绝经后异常子宫出血。如子宫内膜癌,老年性子宫内膜炎,子宫内膜息肉,子宫黏膜下肌瘤等引起之出血。

(2)不孕症、不育症以及反复流产和妊娠失败的宫内及颈管因素之检查。

(3)评估超声诊断发现宫腔(包括内膜)异常者,以及子宫输卵管碘油造影发现宫腔异常者。

(4)阴道脱落细胞检查发现癌或癌疑细胞,不能用宫颈来源解释者。

(5)子宫内膜增生过长之诊断及随访。

(6)子宫内膜癌和颈管癌手术前病变范围观察。

(7)宫内节育器取出困难时定位。

(8)宫腔粘连之诊断。

(9)性交后试验,经输卵管插管吸取输卵管液检查活动精子。

2.宫腔镜治疗

(1)宫腔镜下疏通输卵管口。

(2)宫腔镜下选择性输卵管插管通液。

(3)宫腔镜下经输卵管插管注药治疗输卵管妊娠。

(4)宫腔镜下输卵管插管进行粘堵绝育,以及精子、卵子、受精卵注入用于辅助生殖(GIFT,ZIFT)。

(5)宫腔内异物取出术。

(6)黏膜下肌瘤摘除术。

(7)嵌顿宫内节育器取出术。

(8)子宫纵隔切开术。

(9)宫腔粘连分离术。

(10)子宫内膜切除术。

【禁忌证】

1.绝对禁忌证

(1)急性子宫内膜炎,急性或亚急性盆腔炎。

(2)阴道炎,急性宫颈炎,急性颈管炎。

(3)严重心肺功能不全。

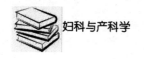

2. 相对禁忌证

(1)慢性盆腔炎。

(2)不孕症患者之月经后半期,以免损害巧遇之受孕。

(3)宫内孕(绒毛活检例外)。

(4)宫腔过度狭小或颈管过窄,颈管坚硬难以扩张者。

(5)宫颈恶性肿瘤。

【操作方法及程序】

诊断性宫腔镜可不用麻醉进行,手术性宫腔镜可在颈管麻醉、黏膜麻醉、宫颈旁阻滞麻、静脉麻醉、鞍麻、硬膜外麻、气管内插管全麻下等进行。

患者术前排空膀胱、取截石位,0.5%碘附或消毒液常规消毒外阴及阴道,放置窥阴器后再次用消毒液消毒阴道及宫颈。

镜检前必须排空镜体内的空气,液体膨宫的压力为 13 ~ 15 kPa,流速 200 ~ 300 ml;CO_2膨宫压力为 60 ~ 80 mmHg,流速 20 ~ 30 ml/min。

纤维宫腔镜的操作法:

(1)诊断性纤维宫腔镜。

①将软性外套管套在纤维镜前端,以手指把软性外套管的前端固定在离物镜端约 2 cm 的部位。拨动操纵杆使物镜端的镜头上千移动,直视下从子宫颈外口插入物镜,观察宫颈管。

②全面的观察宫颈管后,将宫腔镜插入宫腔内,先停在子宫颈内口的稍上方全面观察宫腔。

③接着继续将纤维镜插进,顺序观察宫腔的前壁,左侧子宫角,左输卵管开口,后壁,右侧子宫角,右输卵管开口,而后子宫底。

④检查完毕,在退出镜子时再度详细观察宫颈管,因此处难以膨胀,易出现诊断错误。

⑤纤维镜体与软性外套管无法一起插入宫腔时,可把软性外套管固定在宫颈管内后,只把镜体向前推入宫腔,进行观察。再插不进去时,解决方法是以宫腔探针来找寻插入方向及用宫颈把持钳固定宫颈。如果宫腔探针可插入,但子宫颈内口非常狭窄时,可以 1 到 2 号宫颈扩张器稍微加以扩张。勉强用力把纤维镜往前推进,可能折断镜体内的玻璃导光纤维而损伤影像。

(2)治疗性纤维镜。

①常以诊断用纤维镜作诊断后,如需要作直视下活检,取出宫内节育器等处置时,

接着在无麻醉下,将适用的微型钳插入操作孔道进行治疗。

②全软性治疗性纤维镜:使用的微型钳除传统的小钳子外,也可用大型的林氏钳。

③软硬性治疗性纤维宫腔镜:由于镜体前端的弯曲功能配合镜轴的回旋功能,比较容易到达宫腔内的目标物,经操作孔插入微型钳进行治疗,如镜体插入困难,则需要扩张宫颈及麻醉。

硬性宫腔镜的操作法:

(1)诊断性硬性宫腔镜:主要用于对诊断性纤维镜所发现的宫腔内病变需要作更详细的观察时。镜体由宫颈一边观察一边插入,插入宫腔内以后,回转镜轴柄,将斜视镜片对准目标物进行观察。观察顺序与纤维镜同。

(2)治疗性硬性宫腔镜:从宫腔镜的操作孔道插入微型钳子作直视下活检或取出宫腔内的息肉。因外鞘径线较大,常需作宫颈扩张及麻醉。

【注意事项】

1.术中注意事项

(1)防治并发症。

①子宫穿孔诊断性宫腔镜时罕见。肌瘤切除,子宫内膜切除及纵隔切除时发生率 1% ~2%,主要为机械性损伤。一经发现,立即停止手术。经后穹隆穿刺吸净腹腔内灌洗液,对症处理。

②出血因切割过深,术中止血不彻底,或宫缩不良引起。可用止血剂,缩宫素,必要时重新电凝止血。

③心搏及呼吸骤停为预防此并发症,CO_2 最大流量不超过 100 ml/min,CO_2 压力不超过 26.67 kPa(200 mmHg),通常用 4 ~9.3 kPa(30 ~70 mmHg)。并防 CO_2 气栓或严重酸碱平衡失调。

④低钠水中毒。大量灌流液吸收入血循环,导致血容量过多及低钠血症,严重者可引起死亡。为预防低钠水中毒必须严格测量宫腔出入水量,进入循环量不应超过 1 L。一旦发生低钠水中毒,立即停止手术,利尿,治疗低钠血症,纠正电解质及酸碱平衡紊乱。

⑤右旋糖酐 -40 或 -70 作膨宫剂时可发生过敏,凝血障碍,肺水肿,呼吸窘迫综合征(RDS)。为预防此并发症应询问过敏史,严格控制进出入量,进入循环量不应超过 500 ml。

⑥高血糖见于葡萄糖液体进入循环过多。进入循环量的糖不能超过 1 L。

⑦宫腔粘连及宫腔积血 B 超下切开粘连带,放出积血。

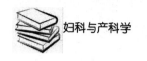

⑧周期性腹痛有些患者术后经血减少,腹痛,严重腹痛用镇痛剂无效时,偶需切除子宫。

⑨子宫内膜炎、盆腔炎严格掌握阴道炎、宫颈炎禁忌证,严格无菌操作。必要时用抗生素预防。无证据表明宫腔镜检查使子宫内膜癌发生盆腔播散。

(2)副反应。

①CO_2气腹刺激腹膜引起不适,刺激膈神经,引起右肩痛。

②下腹痛,由子宫平滑肌痉挛引起。

③副交感神经反射引起头晕、恶心、呕吐、心率减慢。可给阿托品 0.5 mg,静脉推注。

2. 术后注意事项

(1)术后 h 内密切观察血压、脉搏、心率变化。

(2)禁食 6 h。

(3)注意出血情况,若出血较多,可选用缩宫素 10 IU 肌注;酚磺乙胺 500 mg,肌注或静滴;酚磺乙胺 3 g + 维生素 C 3 g + 5% 葡萄糖 500 ml,静滴;巴曲酶针 2 kU + 5% 葡萄糖 250 ml,静滴。

(4)抗生素静滴 1 日,预防感染。

(5)一过性发热,可用吲哚美辛(消炎痛)25 mg 塞入肛门和(或)柴胡液内服。

第十节　腹腔镜检查

腹腔镜检查是将腹腔镜自腹部插入腹腔(妇科主要为盆腔)内观察病变的形态、部位、必要时取有关组织作病理学检查,借以明确诊断的方法。辅以各种不同的特殊器械,同时可在腹腔镜下进行手术操作,此称腹腔镜手术。

【适应证】

各种原因不明的盆腔疼痛的诊断和鉴别。

盆腔肿块的诊断。

生殖器畸形的诊断如子宫畸形、两性畸形等。

异位妊娠的诊断和鉴别诊断。

盆腔子宫内膜异位症的诊治镜下电凝,分离粘连,抽吸卵巢子宫内膜囊肿等。

盆腔恶性肿瘤盆腔液抽吸、细胞学、染色体和生化检测。

滋养细胞疾病卵巢黄素囊肿囊内液的抽吸,黄素囊肿扭转的复位,子宫病灶内抗癌药物注射等。

计划生育中应用绝育术包括 Falope 圈、Hulk 夹和电凝输卵管绝育术;穿孔后异位的宫内节育器的取出;子宫穿孔的检查和电凝或缝合治疗,复孕手术后评价等。

不孕症患者的诊治输卵管通畅性、粘连的检查和评价及其有关治疗,如原发不育或继发不育要求明确输卵管是否通畅者,输卵管造影不通或不能明确下结论者,前次输卵管通液或造影正常,但超过半年仍不育者,怀疑子宫内膜异位症或盆腔粘连者。

辅助生育技术采卵,配子输卵管移植至输卵管壶腹部。

【禁忌证】

严重心血管疾病,肺功能不全者。

脐疝、膈疝。

腹壁广泛粘连或其他原因所致腹腔粘连者。

腹腔肿块大于妊娠 4 个月或中、晚期妊娠者。

相对禁忌证为肥胖、晚期恶性肿瘤、腹腔手术史等。

年龄大于 60 岁妇女。

【操作方法及程序】

术前准备:同一般腹部手术的术前准备,包括病史和有关检查,特别强调心电图,胸部 X 线检查和肝功能检查,术前晚少食,检查前 4 小时禁食,术前晚灌肠,术前排尿或留置导尿管。外阴及阴道消毒、冲洗。

麻醉硬膜外麻醉(单次或持续)或全麻为宜。不提倡单用局麻。

膀胱截石位消毒外阴、阴道,放置阴道窥器,再消毒宫颈和阴道后,置入举宫器或 Rubin 探头,可使子宫随意运动或使亚甲蓝注入等,观察输卵管通畅程度。

腹部皮肤常规消毒在脐缘下作一小切口,约 1 cm,插入 Vress 针进入腹腔,行人工气腹,注入 CO_2 气体,压力不超过 2.94 kPa(30 cmH$_2$O),充气总量达 2000~3000 ml。

插入套管针,拔出套管芯,将腹腔镜自套管插入盆腔,接上光源,即可顺序观察盆腔。

观察时寻找子宫、输卵管、卵巢、子宫直肠陷凹或盆、腹腔内病灶,观察其性状、部位,必要时嘱手术台下助手移动举宫器或注入亚甲蓝液。

若需操作,则可在脐耻中点下或双侧脐与髂前上棘连线中、外 1/3 交界处穿刺第二或第三套管针,抽出套芯,置入各种不同器械,可作有关操作。

操作结束,取出窥镜前,先排出 CO_2 气体,再拔除套管。

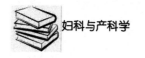

术后 4 小时内严密观察血压、脉搏和呼吸。

【并发症】

腹部气肿,形成假气腹。

腹部血肿或大网膜血管损伤或盆、腹腔内大血管损伤所致内出血。

脏器损伤(肠管、子宫、膀胱损伤等)。

心律不齐,血压下降,心搏骤停。

气体栓塞。

腹壁和腹腔感染。

第十一节　经阴道后穹隆穿刺术

【适应证】

若疑为异位妊娠或卵泡破裂等引起的内出血,盆腔炎性积液或积脓,穿刺用于鉴别直肠子宫陷凹积液或贴接该部位的液体性质及病因。若贴近阴道后穹疑为肿瘤,性质不明,只可用此法采取标本行细胞学或组织学检查判定。

【操作方法及程序】

排尿或导尿后,取膀胱截石位(估计积液量少者可同时取半坐位),一般无须麻醉。

外阴、阴道常规消毒,覆以无菌洞巾。

用阴道窥器暴露宫颈及阴道穹,再次消毒。

用宫颈钳夹持宫颈后唇向前牵引,充分暴露阴道后穹。

用 18 号腰麻针接 10 ml 注射器,于宫颈后唇与阴道后壁之间(后弯隆中央部),取子宫颈平行而稍向后的方向刺入 2～3 cm,然后抽吸。若为肿块,则于最突出或囊感最显著部位穿刺。

吸取完毕,拔针。若有渗血,可用无菌干纱布填塞,压迫片刻,待止血后取出阴道窥器。

【注意事项】

吸取标本肉眼观察及送检项目基本同经腹壁穿刺。疑有腹水者,一般多经腹壁穿刺。

经阴道后穹穿刺最常用于内出血及炎症,故肉眼观察更为重要。若抽出鲜血,可放置4～5 mm,血凝者为血管内血液,应改变穿刺部位、方向和深度;若抽出不凝血(放置6 min 以上确定),则为内出血,可结合病史及体征确定诊断。若抽出为淡红色、稀薄、微浑浊,多为盆腔炎渗出液。若为脓液,则一目了然。抽取液一般有5～10 ml 足供诊断用。

应注意进针方向、深度,避免伤及子宫或直肠。

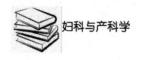

第四章　妇科疾病的常见症状

第一节　白带异常

白带是妇女从阴道里流出来的一种白色液体,有时白带增多是正常的生理现象,如果白带增多伴有多种病症出现,就要警惕妇科疾病的发生。白带分为生理性白带和病理性白带,病理性白带增多通过量、色、形、味的变化预示不同的疾病,病理性白带多是由炎症引起的。生活中不要乱用洗液,保持私处干爽。临床上常见的病理性白带有:无色透明黏性白带;白色或灰黄色泡沫状白带;凝乳状白带;水样白带等。白带的形成与雌激素有着密切的关系,当雌激素的分泌达到高峰时,会出现白带量多、白带透明,白带像蛋清样具有黏性并能拉成丝状。

【病因】

1.白色念珠菌感染

白色念珠菌是霉菌的一种,生命力极强韧,喜欢温热潮湿的环境。孕妇由于阴道分泌物较多,且含糖的成分较多,白色念珠菌很容易繁殖,因此,孕妇特别容易感染白色念珠菌,一旦感染了也不容易治愈。白色念珠菌感染会造成阴部剧烈的瘙痒,患者常因搔抓破皮而疼痛与红肿,甚至因而造成性交不舒服或疼痛。此外,也会造成大量像乳酪状的白带,使阴道变得干涩而不利于性行为。目前认为白色念珠菌感染虽然对胎儿没什么大伤害,但自然生产时,婴儿的口腔可能受到感染而产生溃疡,一般称为"鹅口疮"。所以,孕妇有念珠菌感染最好还是要使用药物控制,以免婴儿通过产道的时受到感染。然而,口服的抗菌药物可能影响胎儿,故只能使用阴道栓剂和药膏来治疗。

2.阴道滴虫感染

会出现带有恶臭的水状白带,阴部也会瘙痒或疼痛。这种感染多半是由性行为传染,公共卫生学者认为是一种性病。换言之,最好性伴侣同时接受治疗才根治。比较麻烦的是,这种感染在男性身上大多不会出现不舒服的症状。因此,男性愿意接受治疗的动机不强。换句话说,男性多半不愿服药。在这种情形之下,妇女常常一犯再犯,苦不堪言。

治疗阴道滴虫通常都使用口服的甲硝唑,效果相当好,但可能使胎儿畸形,所以怀孕期间不宜服用。有些医师认为,怀孕末期胎儿器官已经发育成熟时可以服用,有些较保守的医师则表示,最好等生产后,夫妻再同时接受治疗。

3. 衣原体感染

是目前最常见的性病之一,感染后会有脓样白带,气味难闻。孕妇感染后,最好接受治疗,以免胎儿通过产道时,眼睛受到感染而受伤害。现今治疗衣原体最有效的药物是四环素与红霉素,前者会影响胎儿的牙齿与骨骼。也就是说,使用红霉素是比较好的选择,而且性伴侣必须同时接受治疗才会痊愈。

4. 淋病感染

症状与衣原体感染差不多,胎儿通过产道时也可能受到感染,因此,最好在生产前接受彻底治疗,性伴侣若同时接受青霉素治疗,疗效更佳。

【白带分类】

1. 病理性白带

如炎症性白带、肿瘤引起的白带和异物引起的白带。白带是由阴道黏膜渗出物、宫颈腺体及子宫内膜腺体分泌物、前庭大腺分泌物以及大阴唇、小阴唇皮脂腺分泌物等混合组成,以前两者为主。白带内含阴道上皮脱落细胞、白细胞及乳酸杆菌等。白带有生理性与病理性之分,其产生原因及性状各不相同。

2. 炎症性白带

由于感染的病源不同,白带的性状也各不相同,根据不同的白带性状,伴随的症状及体征,可大致区分居于何种炎症。

(1)霉菌性白带:白带呈糊状或呈凝乳状,可见阴道壁充血,病情重时外阴红肿,阴道黏膜附有白色的膜状物,拭去白膜,可以看到粗糙红肿以及受损的糜烂面及表浅的溃疡,病人可自觉外阴瘙痒、灼痛。实验室检查,镜下可见卵圆形孢子连成串珠状或树枝状。

(2)滴虫性白带:由滴虫引起的白带,色呈黄色,质地稀薄,有泡沫。阴道壁出血,甚至出现杨梅样出血点。病人自觉外阴瘙痒,白带实验室镜检可见滴虫。

(3)盆腔炎性白带:盆腔炎包括宫颈炎、宫体炎、附件炎等,其炎症引起的白带色黄,质地黏稠,味腥臭呈脓性。阴道枯膜潮红,宫颈糜烂,盆腔有压痛,附件增厚变大,子宫活动受限或稍大。病人常自感腰酸下坠,劳累过度或性生活后加重。实验室检查

可见大量杂菌和脓球。

（4）特点。

①白带呈乳白或淡黄色，脓性，量较多，有臭味，多伴有腹痛，一般由慢性子宫颈炎或子宫颈内膜炎等引起的。

②白带黄色或黄绿色，稀薄有泡沫状，或如米泔水样，色灰白，白带有臭味，大多是阴道滴虫所致。

③患有淋病的白带则为黄脓样。

④阿米巴原虫感染后所分泌的白带多半呈现为：带血的浆液性或黄色黏性分泌物，有时其中混有细小的烂肉样物（看似黄色酱汤）。

⑤白带色黄白，多数质地黏稠，有时也可质地稀薄，典型的呈乳白色，像豆渣样，或像凝乳状白色的片状或块状，多数是因为霉菌感染所造成。

⑥若白带内带血，常见于子宫颈息肉、宫内节育器引起的副反应、黏膜下子宫肌瘤、重度慢性宫颈炎等。

⑦患输卵管癌时，由于肿瘤刺激输卵管上皮渗液及病变组织坏死，白带呈间歇性、清澈、黄红色液体，一阵一阵地从阴道向外流出，绵绵不断。

⑧女性患了子宫颈癌、阴道癌、子宫体癌等病症后，其所分泌时的"白带"，多数表现为：白带量增多，呈淘米水样，浑浊而有恶臭，有时混有血液呈淡粉色，量多。

3. 异物性白带

如宫内放置节育环；阴道安置子宫托，或产后、术后阴道遗留异物，以及异物误人阴道，均可刺激阴道，或发生炎症，引起大量黄脓性白带，其味腥臭，甚则白带中带有血丝。

4. 癌性白带

（1）黄水样白带：常见于子宫内膜癌初期（开始水样，以后血性）、原发性输卵管癌（间断性排出黄水样白带是其重要症状）等。

（2）血性白带：白带中混有血液，血量多少不一。常见于老年性阴道炎（因阴道壁有表浅溃疡）、重度宫颈糜烂、宫颈息肉、黏膜下子宫肌瘤（出现溃疡出血时），以及子宫颈癌早期、子宫内膜癌等。一旦发现血性白带，特别是性生活后白带混有血丝，应警惕生殖器有恶性肿瘤的可能。

（3）临床上常见的病理性白带有：

①无色透明黏性白带：呈蛋清样，性状与排卵期宫颈腺体分泌的黏液相似，但量显著增多，一般应考虑慢性宫颈内膜炎、卵巢功能失调、阴道腺病或宫颈高分化腺癌等疾

病的可能。

②白色或灰黄色泡沫状白带：为滴虫阴道炎的特征，可伴有外阴瘙痒。

③凝乳状白带：为念珠菌阴道炎特征，常伴有严重外阴瘙痒或灼痛。

④灰色均质鱼腥味白带：常见于细菌性阴道病。

⑤脓样白带：色黄或黄绿，黏稠，多有臭味，滴虫或淋菌等细菌所致的急性阴道炎、宫颈炎、宫颈管炎均可引起。宫腔积脓、宫颈癌、阴道癌或阴道内异物残留亦可导致脓样白带。

⑥血性白带：白带中混有血液，应考虑宫颈癌、子宫内膜癌、宫颈息肉或黏膜下肌瘤等。安放宫内节育器亦可引起血性白带。

⑦水样白带：持续流出淘米水样白带，且具奇臭者一般为晚期宫颈癌、阴道癌或黏膜下肌瘤伴感染。阵发性排出黄色或红色水样白带应注意输卵管癌的可能。

5.生理性白带

为白色稀糊状液体，一般无味。正常情况下，白带起湿润阴唇皮肤及阴道的作用。阴唇皮脂腺分泌黏稠乳汁样液体；前庭大腺分泌无色清亮酸性液体；阴道上皮并无腺体，其白色稀糊样液体系阴道黏膜的渗出液，呈酸性；宫颈黏液呈碱性，如鸡蛋清样；子宫内膜分泌物较宫颈黏液稀薄、量少。白带量多少不等，与年龄、雌激素水平高低及生殖器官充血情况有关。

6.非炎症性白带

凡是盆腔脏器充血，均可导致白带增多，一些全身性疾病，体质虚弱，子宫高度后屈，或者有盆腔肿瘤，其白带常呈蛋清样或清水样，病人有瘙痒或烧灼感，病重时感觉有下坠不适，常伴有外阴潮湿，黏膜充血，大小阴唇内侧皮腺突出，表面不平呈砂粒状。

（1）特点。

①白带有黏性、量多，见于应用雌激素药物之后。

②育龄期女性白带过少，致使不能满足自身的生理需要，使女性经常感到外阴干涩不适，常因卵巢功能减退、性激素分泌过少引起，也是一种病态。

③精神因素刺激，使外阴、阴道及子宫颈分泌物增多，呈无色透明。

④白带呈乳白色水样，可出现在盆腔肿瘤、子宫后屈、慢性全身性疾病（心力衰竭、糖尿病、贫血、肺结核等）患者，是因为盆腔及子宫充血、阴道分泌物增多所致。

7.其他原因引起的白带

如梅毒性或淋病性外阴炎、溃疡；原虫引起的阴道炎；膀胱阴道瘘、直肠阴道瘘则是由于排泄物刺激阴道而引起分泌物增多。

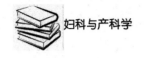

【白带检查】

1. 白带常规检查项目

(1)阴道 pH 值:正常阴道 pH 值在 4~4.5 之间,呈弱酸性,可防止致病菌在阴道内繁殖,念珠菌性阴道炎 pH 值可以在此范围,患有滴虫性或细菌性阴道炎时白带的 pH 值上升,可大于 5~6。

(2)阴道清洁度:一般分为四度,一般Ⅰ、Ⅱ度为正常的,Ⅲ、Ⅳ度提示有阴道炎,即分泌物图片上可以看到多量白细胞或杂菌。

(3)微生物检查:一般会有真菌、滴虫、淋病奈涩菌等项,如果有,则在结果上表示是"+",没有就是"-"。

(4)胺试验:患细菌性阴道病的白带可发出鱼腥味,它是由存在于白带中的胺通过氢氧化钾碱化后挥发出来所致。

(5)线索细胞:线索细胞是细菌性阴道病的最敏感最特异的体征,临床医生根据胺试验阳性及有线索细胞即可做出细菌性阴道病的诊断。

2. 阴道清洁度的划分

阴道清洁度可分为 4 级:

Ⅰ度:显微镜下见到大量阴道上皮细胞和大量阴道杆菌。

Ⅱ度:镜下见有阴道上皮细胞,少量白细胞,有部分阴道杆菌,可有少许杂菌或脓细胞。

Ⅲ度:镜下见有少量阴道杆菌,有大量脓细胞与杂菌。

Ⅳ度:镜下未见到阴道杆菌,除少量上皮细胞外主要是脓细胞与杂菌。

Ⅰ~Ⅱ度属正常,Ⅲ~Ⅳ度为异常白带,表示阴道炎症。

第二节　阴道出血

阴道出血是女性生殖器官疾病常见的症状出血可来自外阴、阴道、子宫颈和子宫内膜,但以来自子宫者为最多。阴道出血是许多女性经常遇到的问题。有一部分属生理性阴道出血,是正常阴道出血,如正常月经、产后恶露的排出等,属正常生理范畴,不会危害身体健康。病理性阴道出血就不同了,它不仅是身体疾病的一种阴道出血而且出血本身也会损害身体健康。

阴道出血是许多女性经常遇到的问题。有一部分属生理性阴道出血,是正常阴道出血,如正常月经、产后恶露的排出等,属正常生理范畴,不会危害身体健康。病理性阴道出血就不同了,它不仅是身体疾病的一种表现,阴道出血而且出血本身也会损害身体健康。阴道出血可来自外阴、阴道、宫颈、子宫内膜,但以来自子宫者最多。

阴道出血一般指的是非正常阴道出血。非正常阴道出血是女性生殖器疾病最常见的症状之一,下面所述的都是非正常阴道出血。

【病因】

1. 与内分泌有关的阴道出血

最常见的疾病是功能性子宫出血,其发病机理与下述因素有关。

(1)性激素分泌失调。无排卵型功能性子宫出血时,单一而长期雌激素刺激使子宫内膜渐进性增生、增殖至高度腺囊型、腺瘤型增生过长、甚至渐进成为子宫内膜癌。由于缺乏黄体酮的对抗和腺体分泌化,子宫内膜肥厚、腺体增多、腺腔扩大、腺上皮异常增生。内膜血运增多,螺旋小动脉迂曲缠绕。而雌激素引起的酸性部多糖(AMPS)聚合和凝胶作用,使间质内血管通透性降低,影响物质交换,造成局部内膜组织缺血、坏死、脱落而引起出血,而酸性部多糖的凝聚作用,同时也妨碍了子宫内膜脱卸,使内膜呈非同步性剥脱,造成内膜长期不规则性出血。

有排卵性功能性子宫出血时,黄体或为过早退化致黄体期过短、经频发;或为萎缩不全、黄体酮持续分泌致黄体期(经前)出血、经期延长、淋漓不止,或为两者兼而有之。机理是雌—孕激素分泌不足,尤其黄体酮分泌不足,以使子宫内膜完全分泌化,腺体、间质和血管发育不成熟,且由于雌—孕激素非同步性撤退,而造成子宫内膜不规则剥脱和异常出血。

(2)前列腺素的作用。已知前列腺素(PGs)尤以 PGE2、PGF2 栓素(TXA2)和前列环素(PGL2)为一组活性较强的血管和血凝功能调节因素,它们经调节子宫血流量、螺旋小动脉和微循环、肌肉收缩活性、内膜溶酶体功能和血凝纤溶活性方面而影响子宫内膜出血功能。

TXA2 在血小板生成,其引起微血管收缩。血小板聚集、血栓形成和止血。而PGL2 在血管壁生成,作用与 TXA2 相反,呈强力扩张微血管,抗血小板凝聚,防止血栓形成。PGFa 可引起子宫内膜螺旋动脉收缩,而 PGE2 却起到血管扩张作用。所以TXA2 与 PGL2、PGF2a。与 PGE2 功能和动力平衡失调可引起子宫内膜出血。

(3)子宫内膜螺旋小动脉和溶酶体结构与功能异常。螺旋小动脉异常干扰子宫内膜微循环功能,影响内膜功能层脱落和剥离面血管和上皮修复,影响血管舒缩功能和局部血凝纤溶功能导致异常子宫出血。从卵泡期至黄体期,溶酶体数目和酶活性进

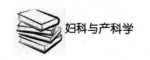
行性增加。黄体酮稳定而雌激素破坏溶酶体膜的稳定性。因此,当月经前雌激素/黄体酮比例失调,均将破坏溶酶体膜的稳定性,溶酶体膜破裂使破坏性水解酶析出和释放,将引起内膜细胞破裂、内膜层崩塌、坏死和出血。

(4)功能性子宫出血时常伴有凝血因子减少。凝血因子Ⅴ、Ⅶ Ⅹ、Ⅻ缺乏,血小板减少,贫血,缺铁。同时子宫内膜纤溶酶活化物质增多,活性增强,激活纤溶酶原形成纤溶酶。纤溶酶裂解纤维蛋白使肌纤维蛋白降解产物增加,血浆纤维蛋白减少,形成子宫内去纤维蛋白原状态,从而影响正常内膜螺旋小动脉顶端和血管湖凝血和止血过成,酿成长期大量出血。

2. 与妊娠有关的阴道出血

与妊娠有关的阴道出血常见于流产。早期流产胚胎多已死亡,底蜕膜坏死出血,造成胚胎的绒毛自蜕膜剥离,血窦开放而出血。孕8周以前因绒毛发育尚未成熟,与子宫蜕膜联系尚不牢固,整个胚泡容易从子宫壁完全剥离,往往出血不多。孕8~12周绒毛发育旺盛并深扎蜕膜之中,联系牢固,胎盘绒毛剥离不全不能与胎儿同时排出,宫腔内残留部分胎盘组织影响子宫收缩发生严重出血。晚期流产如胎膜、胎盘残留同样会发生多量出血。

3. 与肿瘤有关的出血

(1)子宫肌瘤。子宫肌瘤是引起阴道出血的常见原因。①肌瘤患者常由于雌激素过高而合并子宫内膜增殖及息肉,致月经量过多;②肌瘤所致子宫体积增大,内膜面积增加,出血量过多或出血过久。尤其黏膜下肌瘤时,黏膜面积增大,出血增加;③黏膜下肌瘤,薄膜表面经常溃烂、坏死,导致慢性子宫内膜炎而引起淋漓不断出血;④壁间肌瘤,影响子宫收缩及绞钳血管作用,或黏膜下肌瘤内膜剥脱本身无法收缩,均致出血量多及出血时间延长;⑤较大肌瘤时可合并盆腔充血,使血流旺盛而量多。

(2)其次是子宫颈癌和子宫内膜癌引起阴道出血。宫颈癌出血主要见于外生型者又称菜花型,质脆,常发生接触性出血;以后随着肿瘤的增长、组织坏死脱落发生大出血。而子宫内膜癌时内膜呈息肉样突起体积增大、硬、脆,表面有浅表溃疡,病变晚期有溃疡及坏死,累及整个子宫内膜,坏死组织脱落出血表现为少量至中等量或淋漓不断。

4. 与炎症及创伤有关的出血

许多女性在出现外阴瘙痒等不适时,并不做好防护措施,没有用pH4的弱酸性女性护理液作为日常清洁使用,令有害细菌滋生,问题加重,生殖道炎症可引起黏膜充血、糜烂或溃疡而致出血,一般出血量少。暴力外伤,以及生殖道黏膜受异物刺激并发感染均可导致阴道出血。

5. 与全身性疾病有关的出血

血小板量和质的异常,凝血、抗凝血功能障碍包括血小板减少性紫癜、严重肝病以及弥散性血管内凝血等疾病均可引起阴道出血。

【检查】

注意全身情况有无贫血、出血倾向、淋巴结肿大及甲状腺肿大等妇科检查时应仔细窥视阴道及宫颈,注意出血的来源;双合诊及三合修检查时注意子宫大小、硬度是否光滑,有无宫颈举痛,子宫两侧有无包块及压痛对未婚患者,一般只做肛查,但高度怀疑有肿瘤可能时也应进行阴道检查。

1. 实验室检查

常规进行血常规检查必要时作凝血功能试验。根据需要做一些关的特殊检查。

(1)基础体温测定。在具有正常卵巢功能的育龄妇女月经周期基础体温显示特有的曲线规律。月经周期前半期每天的基础体温维持在较低水平,一般在 36.5℃ 左右;排卵后因孕激素的致热作用基础体温上升 0.4~0.5℃,维持在 37℃ 左右;至月经来潮前 1~2 d 或月经第 1 天,体温恢复原有的水平因此,正常月经周期的基础体温呈双相曲线,说明有排卵;无排卵性月经周期因缺乏孕激素,基础体温在周期中无明显升高现象,称单相曲线。

(2)宫颈黏液检查。子宫颈内膜腺体分泌也受雌孕激素的影响,呈明显的周期性变化。月经刚净体内雌激素水平低,宫颈黏液分泌量少。随着雌激素的不断增高宫颈黏分泌量增多。排卵前雌激素分泌达高峰,宫颈黏液稀透明、状似蛋清,可拉成细丝在 10 cm 以上不断;涂片干燥后出现羊齿植物叶状结晶排卵后在孕激素作用下,宫颈黏液分泌减少,变黏稠混浊延展性差,涂片中羊齿结晶消失而出现成排的椭圆体。

(3)子宫内膜病理检查。为判断卵巢功能应在月经来潮前 2~3 d 或来潮 12 h 内进行诊断性刮宫如果为分泌期宫内膜说明有排卵。

(4)垂体和卵巢激素测定。卵巢激素主要是雌二醇和孕激素正常卵巢周期的 FSH、LH、E2 及 P 水平呈动态变化测定上述激素,可以了解卵巢功能。

2. 妊娠试验

妊娠后由囊胚滋养层细胞分泌的 HCG 可以从孕妇血尿中测出。测定受检者体内有无 HCG,称为妊娠试验此试验除能确定是否妊

3. 器械检查

是诊断子宫病变的重要方法之一不但可直接窥视病灶的形态,还可作为取活检或

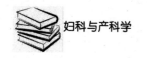

诊刮的指示,对子宫内膜增生息肉。部膜下肌瘤、内膜结核及早期内膜癌所致的出血均有诊断价值。

可直接观察病灶的形态和部位必要时取活组织检查,对诊断有困难的盆腔炎症、肿瘤异位妊娠及子宫内膜异位症等具有辅助诊断意义。

使用阴道镜检查宫颈病变可以观察到肉眼看不到的宫颈表皮层较微小的变化,能发现与癌有关的异形上皮及异形血管,有助于早期发现癌变的所在以便准确地选择可疑部位做活组织检查,是诊断早期宫颈癌的一种有力辅助方法。

盆腔 B 型超声检查可了解子宫和卵巢的大小形态及内部结构,对诊断子宫肌瘤、子宫腺肌病卵巢肿瘤、早孕、异位妊娠及葡萄胎等有重要价值可协助诊断截膜下肌瘤子宫内膜息肉、宫内节育器及生殖道结核等。

【诊断】

在询问病史时要注意患者的年龄对鉴别阴道出血有重要意义。新生女婴出生后数日有少量阴道出血,是因为来自母体的雌激素骤降而引起撤退性出血,一般在数天内即自行停止。幼儿期和绝经后阴道出血应多考虑恶性肿瘤。青春期少女阴道出血常为功能性子宫出血,育龄妇女阴道出血应多考虑与妊娠有关的疾病。要询问月经初潮年龄,发病前的月经周期经期和经血量。阴道出血前有无停经史及末次月经的确切日期。阴道出血时限长短是否呈持续性或间断不规则性出血,出血量多少及有无伴随组织物排出。

经量增多经期延长但周期正常,一般见于子宫肌瘤、子宫腺肌病子宫内膜不规则脱卸及放置富内节育器者。周期缩短、月经频发多为黄体功能不足两次月经间少量出血者多为排卵期出血。停经后阴道出血发生于育龄妇女时,首先应想到与妊娠有关的疾病;如发生于更年期妇女则多为功能失调性子宫出血,绝经后不规则阴道出血则应多考虑生殖道恶性肿瘤。性交后出血应多考虑早期宫颈癌、宫颈息肉宫颈糜烂及鼓膜下肌瘤等。

询问阴道出血是否伴有腹痛及其性质阵发性腹痛多见于流产,持续剧烈腹痛提示宫外孕破裂可能,月经期剧痛应考虑子宫内膜异位症阴道出血伴恶臭白带应想到晚期宫颈癌或部膜下肌瘤并发感染。询问有无全身性疾病如高血压贫血、肝病、血小板减少性紫癜等疾病了解有无服用性激素类药物包括避孕药物,是否放置宫内节育器。

【治疗】

1.饮食调理

多吃谷物和新鲜水果蔬菜等高蛋白与维生素食物,吃清淡一些的东西。保持每天都吃一定量的水果,不饮酒、少喝咖啡;要选择植物油,要少吃或不吃富含胆固醇和饱和脂肪酸的食物。多吃大豆制品,可以吃一些黑米、小枣、红小豆、银耳等补气血的食品。

2. 生活规律

保证充分的营养与睡眠,日常生活要有规律,在平时生活中要注意精神调理,保持乐观开朗心态,放松心情,减轻心理压力,避免焦虑和紧张的不良情绪。

3. 食疗调节

五白甜味糕:用面粉 200 克,白糖 100 克,白扁豆、白莲子、白茯苓、白菊花、山药各 50 克。将扁豆、莲子、茯苓、山药、菊花磨成细面,与面粉调匀,加水和面蒸食。本方久服有效。

4. 性生活要规律

有规律的性生活,能够大大提升女性体内复合胺的分泌水平,有助预防生理节律紊乱和内分泌失调。

【预防疗】

对女工和集体生活的女学生定期普查,改善工厂、学校公共卫生设施,加强卫生宣教,注意个人卫生和经期卫生,每天用 pH4 的弱酸性女性护理液清洗外阴。女用避孕套亦有良好的预防作用。每年定期去医院进行一次必要的妇科检查也是女性避免病理性阴道出血的良好方式。

第三节　下腹坠痛

急性下腹坠痛的原因:①痛经:如原发性痛经、子宫内膜异位症。②盆腔脏器炎症:如急性盆腔炎。③盆腔肿瘤扭转:如卵巢囊肿扭转。④盆腔肿瘤破裂:如卵巢囊肿破裂、卵巢巧克力囊肿破裂。⑤经血梗阻:如子宫颈管或子宫腔粘连、阴道畸形的子宫积血等。⑥腹腔内出血:如输卵管妊娠破裂、流产、卵巢黄体破裂。⑦损伤:如子宫穿孔、子宫破裂。⑧其他:如阑尾炎、输尿管结石等。慢性下腹坠痛的原因:慢性盆腔炎、盆腔静脉瘀血症等。重度慢性子宫颈炎。子宫后位、子宫脱垂、子宫肌瘤等。

【病因】

女性出现下腹坠痛,是多数妇产科疾病的主要症状之一。女性一旦出现下腹疼痛,应认真辨别疼痛位置及待续时间等相关信息,以便医生对症治疗。

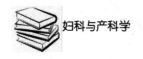

1. 急性下腹疼痛

急性下腹疼痛种类很多,表现多样,但有一个共同的特点即变化大,进展快,若延误时间就会给病人带来严重的后果,故一定要引起重视。

急性炎症引起下腹坠痛:急性子宫内膜炎、急性输卵管卵巢炎、盆腔腹膜炎等。其中急性输卵管卵巢炎最常见,严重时有脓肿形成。急性盆腔内感染常发生于产后及流产后。

(1)非炎症性下腹坠痛:常见为异位妊娠、卵巢肿瘤蒂扭转及破裂等。异位妊娠引起的下腹疼痛,通常来势凶险。若为输卵管妊娠破裂,出血量多,速度快,血液迅速波及全腹腔引起全腹疼痛,导致病人贫血及休克。卵巢肿瘤蒂扭转时,会引发持续性绞痛。此外,卵巢囊肿破裂后内容物也会刺激腹膜产生疼痛。

(2)其他原因引起急性下腹疼痛:人工流产及安环发生子宫穿孔时,可出现急性下腹疼痛。另外还有急性肠梗阻,腹部脏器结石,输卵管积水 扭转,肠扭转等,痛经,盆腹部外伤均可引起急性下腹部疼痛。

急性下腹疼痛的鉴别诊断不是很容易。而且去医院急诊前不当行为有可能加重病情,还有可能掩盖病患者的本来症状,给医生诊断时带来假象。

2. 慢性下腹坠痛

慢性下腹坠痛原因较多,常见于生殖器官慢性炎症、子宫内膜异位症、子宫腺肌症、盆腔瘀血症以及心理性盆腔痛等。

(1)生殖器慢性炎症:慢性子宫颈炎,慢性盆腔炎,痛经等盆腔瘀血症:又称盆腔静脉曲张症,由慢性盆腔瘀血所致。

(2)肿瘤性疼痛:妇科恶性肿瘤发展到晚期时,盆腔神经受到癌肿浸润或压迫会引发疼痛。

(3)心理性盆下腹坠痛:心理性盆腔痛一般表现为下腹疼痛反复发作,但是经检查确诊没有器质性病变。心理性盆腔痛更多的是一种躯体反应。有人会因性行为方面有过精神创伤,而对性产生恐惧,出现性交疼痛 ,久而久之就发展为盆腔痛。研究发现,患者容易将某种被压抑的情绪转变为躯体病性症状,以缓解心理障碍,外在表现就是心理性盆腔痛。

【诊断】

可根据下腹痛的性质和特点判断疾病。

1. 下腹坠痛性质

隐痛或钝痛多为慢性炎症或腹腔内积液所致。坠痛可由子宫腔内有血或脓不能排出引起。阵发性绞痛可由子宫或输卵管等宫腔器官收缩引起。撕裂性锐痛可由输卵巢肿瘤破裂引起。顽固性疼痛难以忍受可能由于晚期癌症侵犯神经引起。

2. 下腹坠痛时间

月经周期中间出现一侧下腹隐痛,多为排卵引起的。月经前后或经期出现下腹痛、坠胀,可为原发性痛经,或为子宫内膜异位症。有规律的下腹痛但无月经多为经血排出所致,可见于先天性生殖道畸形或术后宫腔、宫颈管粘连等。

3. 下腹坠痛部位

下腹正中疼痛多由子宫病变引起,较少见。一侧下腹痛多由该侧子宫附件病变引起,右侧下腹痛也可是阑尾炎引起的。双侧下腹痛甚至全腹疼痛,可能由卵巢囊肿破裂、输卵管妊娠破裂或盆腔腹膜炎引起。

4. 自我诊断

下腹坠痛要了解自己有无停经史,阴道流血史,腹痛的部位、性质、放射痛及贫血等史。如果自己无法诊断,应及时到医院结合内诊和 B 超、妊娠试验、后穹隆穿刺、下腹 X 线平片等详细检查来进行诊断。必要时应作腹腔镜或剖腹探查术。

第四节 外阴瘙痒

外阴瘙痒是妇科疾病中很常见的一种症状,外阴是特别敏感的部位,妇科多种病变及外来刺激均可引起瘙痒,使人寝食难安、坐卧不宁。外阴瘙痒多发生于阴蒂、小阴唇,也可波及大阴唇、会阴和肛周。

【病因】

1. 局部原因

(1)特殊感染:霉菌性阴道炎和滴虫性阴道炎是引起外阴瘙痒最常见的原因。虱子、疥疮也可导致发痒。蛲虫病引起的幼女肛门周围及外阴瘙痒一般仅在夜间发作。

(2)慢性外阴营养不良:以奇痒为主要症状,伴有外阴皮肤发白。

(3)药物过敏或化学晶刺激:肥皂、避孕套、新洁而灭、红汞等可因直接刺激或过敏而引起接触性皮炎,出现瘙痒症状。

(4)不良卫生习惯:不注意外阴局部清洁,皮脂、汗液、月经、阴道内分泌物,甚至尿,粪浸渍,长期刺激外阴可引起瘙痒;经期用橡皮或塑料月经带,平时穿着不透气的化学纤维内裤均可因湿热郁积而诱发瘙痒。

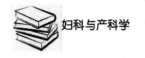

(5)其他皮肤病变、擦伤,寻常疣、疱疹、湿疹、肿瘤均可引起外阴刺痒。

2. 全身性原因

(1)糖尿病:由于糖尿对外阴皮肤的刺激,特别是伴发霉菌性外阴炎时,外阴瘙痒特别严重。不少患者都是先因外阴部瘙痒和发红而就医,经过进一步检查才确诊为糖尿病的。

(2)黄疸,维生素 A、B 缺乏,贫血、白血病等慢性病患者出现外阴痒时,常为全身瘙痒的一部分。

(3)妊娠期和经前期外阴部充血偶可导致外阴瘙痒不适。

(4)不明原因外阴瘙痒:部分患者外阴瘙痒十分严重,但找不到明显的全身或局部原因,目前有人认为可能与精神或心理方面因素有关。

【临床表现】

多发生于小阴唇内、外侧或大阴唇,严重时可波及整个外阴部,多诉外阴皮肤瘙痒、疼痛、烧灼感、于活动、排尿或性交时加重。查体见局部充血、肿胀。常有抓痕,并可有湿疹或溃疡,慢性炎症者皮肤或黏膜增厚、粗糙,可有皲裂。

【诊断】

诊断时应详细询问发病经过,仔细进行局部和全身检查,以及必要的化验检查,以便找出病因。阴部瘙痒不堪,甚则痒痛难忍,或伴有带下增多等证。

①以自觉外阴瘙痒为诊断依据。

②妇科检查及白带涂片检查,以了解外阴瘙痒的病因。若外阴奇痒,尤以夜间为甚,白带黄绿色,稀薄呈泡沫状,阴道口黏膜潮红充血,后穹窿及阴道壁有小出血点者,白带涂片可找到阴道滴虫,诊断为滴虫性阴道炎;外阴奇痒,白带多,呈豆腐渣状,大小阴唇红肿,表面有白膜,不易擦去,镜检可见霉菌,诊断为念珠性阴道炎;阴痒并见大小阴唇、阴蒂色素变白,可诊断为外阴营养不良;如阴毛部位及其附近瘙痒,血痂或青斑,找到阴虱及虫卵者,则为阴虱;也有自觉阴部干涩而痒,阴部外表干燥不润者,多为肝肾不足,生风化燥所致。若肥胖外阴瘙痒难愈者,要注意排除糖尿病。阴痒的兼症不同,病因各异,务必详察,细加鉴别,方可无误。

【治疗】

1. 一般治疗

注意经期卫生,保持外阴清洁干燥,切忌搔抓。不要用热水洗烫,忌用肥皂。有感染时可用高锰酸钾溶液坐浴,但严禁局部擦洗。衣着特别是内裤要宽适透气。忌酒及辛辣或过敏食物。

2.病因治疗

消除引起瘙痒的局部或全身性因素,如滴虫,霉菌感染或糖尿病等

3.对症治疗

(1)外用药:急性炎症时可用1%间苯二酚加1箔,依沙吁啶溶液,或30%;硼酸液湿敷,洗后局部涂擦40%氧化锌油膏;慢性瘙痒可用皮质激素软膏或2%苯海拉明软膏涂擦。

(2)内服药:症状严重时可口服氯本那敏4m,St;苯海拉明25 mg或异丙嗪25 ml以兼收镇静和脱敏之效。

4.中医治疗

(1)肝经湿热型。

证见:外阴瘙痒,甚则痒痛,灼热难忍,坐卧不安;带下量多,色黄如脓,或黄白、黄赤相兼,或呈腐渣样,多有臭气。心烦少寐,口苦口干,胸闷不适,纳欠佳。舌红或边红,苔黄,脉弦数。

证候分析:由于脾虚生湿,肝经郁热,湿热下注,或感染虫疾,虫蚀阴中,则阴痒。湿热下注,损伤任带,秽液下流,则带下量多,色黄如脓,或泡沫米泔样,其气腥臭,痒痛难忍,心烦少寐,坐卧不安。湿热内盛,阻于中焦,则口苦而腻,胸闷不适,纳谷不香。苔黄腻,脉弦数,为肝经湿热下注所致。

治法:清热利湿,杀虫止痒。

方剂:主方萆薢渗湿汤(高秉钧《疡科心得集》)加减。

处方:萆薢30克,生薏苡仁30克,黄柏10克,赤茯苓30克,牡丹皮15克,泽泻15克,通草6克,滑石20克,苍术12克,苦参15克,茵陈20克。水煎服。方中苍术、苡仁健脾化湿,黄柏清下焦湿热,丹皮清热凉血,泽泻、通草、赤茯苓、滑石、萆薢清热利湿,鹤虱、苦参、白藓皮杀虫止痒。

如肝经湿热,热重于湿,心烦易怒,胸胁胀痛,口苦而干,便结溺黄,舌红苔黄,脉数者,可改用龙胆泻肝汤。本型应以外治法为主,详见"带下病"外治法。最好是内服、外洗、阴道纳药系列治疗。

(2)肝肾阴虚型。

证见:阴部干涩、灼热瘙痒,或带下量不多,色赤白相兼。头晕目眩,五心烦热,时有烘热汗出,口干不欲饮,腰酸耳鸣。舌红少苔,脉细数无力。

证候分析:肝肾阴虚,精血两亏,血虚生风化燥,则阴部干涩,灼热瘙痒。肾虚带脉失约,任脉不固,阴虚生内热,或带下量少色黄,甚则如血样。阴虚阳亢,则五心烦数,

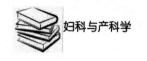

口干不欲饮,时有汗出。精血不足,清窍失养,则头晕目眩,耳鸣。腰为肾之府,肾虚则腰痠。舌红少苔,脉细数,均为肝肾阴虚之象。

治法:滋肾降火,调补肝肾。

方剂:主方知柏地黄汤(吴谦《医宗金鉴》)加减。

处方:知母15克,黄柏10克,茯苓30克,山药30克,牡丹皮15克,泽泻15克,山茱萸15克,生地黄15克,白芍15克,何首乌20克,乌梢蛇15克,火麻仁30克。水煎服。方中知母、黄柏滋阴降火。山茱萸、山药、制首乌调补肝肾。当归、白藓皮养血祛风。茯苓、泽泻、地肤子利湿清热,泻膀胱之火。如肝肾阴虚,湿毒乘虚内侵,带下量多,色黄秽臭者,宜上方去茯苓,加土茯苓。

第五节　下腹部包块

下腹部肿块是妇科患者就医时最常见的主诉。或患者本人、家属无意发现,或因有其他症状(如下腹剧痛、阴道流血、排尿困难等)做腹部检查,特别是做妇科检查时被发现。

【病因】

下腹部肿块来自女性内生殖器(如卵巢、子宫、输卵管)占绝大多数,也可来自膀胱、阑尾、腹膜后病变。病因分为4大类。

(一)与妊娠有关的下腹部肿块

妊娠前半期增大的子宫。子宫增大与其停经周数相符,位于下腹正中,质软,刺激后可出现宫缩。超过妊娠20周,可扪及胎动,能触及胎体,并可听到胎心音。

葡萄胎增大。子宫超过停经周数,多在停经2~4个月期间出现阴道流血,开始量少,暗红色,间歇反复发生,有时可见水泡状物。在子宫附件区触及卵巢黄素化囊肿,壁薄,多为双侧性。

陈旧性宫外孕。有停经史,曾有一侧下腹部剧烈疼病史,随后出现下腹部肿块。呈贫血外貌,肿块位于下腹一侧,质硬,不活动,子宫被推向一侧。

继发性腹腔妊娠。有停经史,曾有过下腹剧病史,以后腹部渐大(胚胎或胎儿在腹腔内继续生长发育),常有无规律的腹痛,胎动时明显。

(二)与盆腔炎症有关的肿块

输卵管积水。多有不孕史,常发生下腹痛、腰痛、下坠感,肿块在下腹一侧或双侧,表面光滑,壁极薄,形如腊肠状,活动欠佳。

输卵管卵巢囊肿。多有不孕史,主诉与输卵管积水相似。肿块多在下腹一侧,可以大至直径 30 cm,表面光滑,壁稍厚,形状不规则。

输卵管积脓或输卵管卵巢脓肿。高热伴急性下腹痛,下腹部有明显压痛及反跳痛,白细胞总数增高.血沉增快等。妇科检查时,子宫附件区触及有压痛、囊性感、张力较大的肿块,单侧或双侧。脓肿位于直肠子宫陷窝,阴道后穹隆饱满、有触痛。

盆腔结核性包裹积液。有结核病的一般症状(如发热、盗汗、无力、食欲不振等)外,下腹部触及囊性肿块,叩诊鼓音在外围,实音在中央。妇科检查触及不活动、有压痛、境界不清、张力不大、大小不一的肿块。

阑尾周围脓肿。曾有转移右下腹痛的病史,肿块在右下腹部,境界多不清楚,不活动,压痛明显。妇科检查时,子宫活动自如,右侧肿块位置高,仅能触及其下极。

(三)与肿瘤有关的肿块

子宫肌瘤。是下腹部肿块最常见的就诊原因。较大的肌壁间肌瘤在下腹正中触到质硬、表面不平、活动良好的肿块,常伴月经过多。浆膜下肌瘤无自觉症状,偶在下腹正中扪及肿块。

卵巢肿瘤。一侧下腹部肿块,囊性,活动良好,能与子宫分开,生长缓慢,应考虑卵巢囊肿,多无自觉症状,并发急性下腹痛,以蒂扭转居多。下腹一侧肿块,实性,生长快,应想到卵巢恶性肿瘤。

子宫内膜癌。绝经后妇女再现阴道流血,或绝经过渡期出现不规则阴道流血,或出现阴道排液(开始血性,以后水样),或伴宫腔积脓时,妇科检查发现子宫稍大、稍软、有压痛,应警惕子宫内膜癌。

肠系膜肿瘤。以肠系膜囊肿居多。特点是肿瘤位置较高,表面光滑,向左右移动度大,向上下移动受限。

腹膜后肿瘤。位于腰窝部一侧,肿块硬韧居多,不活动,部位较深。一手放于后腰部向腹侧移动,另手在腹壁轻轻向后压迫,感到肿块接近放后腰部的掌心。

(四)其他

子宫内膜异位症。突出症状是继发性痛经进行性加重和经量增多。妇科检查发现卵巢单侧或双侧增大,5~6 cm 居多,也有较大能在下腹部触及者,不活动,囊性。

经血潴留。青春期后无月经初潮,出现逐渐加重的周期性下腹痛。肿块位于下腹正中,逐渐增大,应想到处女膜闭锁,检查处女膜部位呈膨隆,紫色,肛查触及阴道膨隆

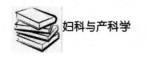

压向直肠。

慢性尿潴留。肿块为胀大膀胱,位于下腹正中,囊性,质软。

【诊断】

(一)病史

询问病史时,应重视年龄及肿块发生的情况。

1.年龄

发现下腹部肿块,幼女应多考虑卵巢畸胎瘤、无性细胞瘤、胚胎癌、内胚窦瘤,常在下腹一侧触到肿块;青春期少女还应想到结核性包裹积液,处女膜闭锁引起阴道及子宫积血,先天性无阴道引起的子宫及输卵管积血,常在下腹正中触到肿块;育龄妇女应多考虑与妊娠、炎症有关的肿块及子宫肌瘤等;绝经过渡期妇女应注意卵巢颗粒细胞瘤、纤维瘤、子宫内膜癌等,肿块位于下腹一侧。老年妇女应想到子宫内膜癌、卵巢成熟型囊性畸胎瘤恶变、透明细胞癌、勃勒纳瘤、卵泡膜细胞瘤及原发性输卵管腺癌等,肿块位于下腹一侧。

2.肿块发生的情况

了解肿块最初出现部位对诊断有价值。肿块发生前曾出现盆腔感染征象,应想到炎性肿块或脓肿;患者患肺结核,长期低热伴下腹痛,下腹部肿块可能为结核性盆腔炎性包块或包裹积液;肿块出现久,生长慢,无并发症状,多为良性肿瘤;肿块在短期内迅速增大,患者显著消瘦,多为恶性肿瘤;肿块在右下腹部,须排除阑尾周围脓肿;青春期少女于下腹正中触到肿块,无月经初潮,应怀疑处女膜闭锁。

(二)体格检查

检查左侧锁骨上淋巴结有无肿大、是否硬韧,硬韧肿大提示卵巢恶性肿瘤淋巴结转移。

检查下腹部肿块:

(1)位置:肿块位于下腹正中,应怀疑子宫肿物、胀大膀胱、结核性包裹积液等;右下腹部肿块,应怀疑卵巢肿瘤、输卵管肿瘤及阑尾周围脓肿;左下腹部肿块,应怀疑卵巢肿瘤、输卵管肿瘤及乙状结肠癌等。为区别是腹壁肿块,还是腹腔内肿块,让患者抬起头部使腹肌紧张,若为腹壁肿块,肿块更明显;若为腹腔内肿块,由于受紧张的腹肌覆盖,更不易摸到肿物。

(2)形状及大小:下腹部肿块表面光滑,外形钝圆、境界清楚,一般状态良好者,多为良性肿瘤;肿块表面凸凹不平呈结节状,可能为子宫多发性肌瘤,部位则在下腹正中增大迅速,肿块不大已有远处转移,多为恶性肿瘤;肿块边缘不清,不易推动,触之压痛明显,多为炎性肿块。

(3)压痛:急性炎性肿块、脓肿、陈旧性血肿均有明显压痛;轻微压痛持久存在,多为慢性炎性肿块;肿块无压痛多为良性肿瘤。

(4)活动性:良性肿瘤有蒂者,活动性良好,表面光滑;而炎性包块、恶性肿瘤浸润至周围组织或后腹膜肿瘤.无活动性;肠系膜囊肿向左右移动度大,上下移动受限。

(5)数目:肿块多个且形状及大小不定者应考虑恶性肿瘤有广泛转移或子宫内膜异位症。

(6)硬度:肿块性质不同其硬度也不同。囊肿多有弹性或波动感;扭转后的囊肿张力大;癌肿坚硬如石;炎性肿块或硬韧或较软。

妇科检查对诊断下腹部肿块的位置及性质有帮助。检查之前应排空膀胱,胀大的膀胱呈囊性,容易误诊为囊肿。疑有慢性尿潴留时,应导尿。妇科检查时应注意:阴道是否着色,阴道后穹隆是否饱满,有无触痛。宫颈是否着色、变韧,有无举痛。盆腔内及下腹部触到肿块,应分辨来自何处,来自子宫还是来自子宫附件,仔细查清肿块形状、大小、有无压痛、活动性、数目及硬度。巨大囊肿充满腹腔应与腹水鉴别。腹水患者平卧时腹部两侧突出如蛙腹,叩诊腹部中间为鼓音,腹部两侧为浊音,移动性浊音阳性。巨大囊肿患者平卧时腹部中间隆起,叩诊浊音,腹部两侧为鼓音,移动性浊音阴性。注意的是硬韧粪块偶有误诊为恶性肿瘤,压迫该肿块可变形为硬韧粪块特点,有助于鉴别。

(三)辅助检查

血常规。恶性肿瘤、陈旧性宫外孕常有较重贫血,炎性肿块急性期常有白细胞总数增多,中性粒细胞增高。

尿妊娠试验。对与妊娠有关的下腹部肿块有诊断价值。

后穹隆穿刺。输卵管妊娠流产型或破裂型,能抽出不凝血液;陈旧性宫外孕时可抽出小血块或不凝固的陈旧性血液;盆腔脓肿、输卵管积脓抽出脓液。

分段刮宫。自宫腔刮出豆腐渣样组织,多为子宫内膜癌。

宫腔镜检查。有助于子宫黏膜下肌瘤、子宫内膜息肉等的诊断。

X线腹部摄片。盆腔见到钙化影,有助于诊断结核性包块。

钡剂灌肠X线检查。有助于诊断回盲部结核、乙状结肠癌等。

B型超声检查。对盆腹腔肿块的定位和定性有诊断价值,有助于确定肿块的来源和性质。

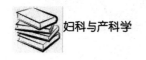
腹腔镜检查。盆腹腔肿块诊断有困难时,腹腔镜能观察盆腹腔肿块形态、部位,必要时取活组织送病理学检查有助于确诊。

通过详细询问病史、细致体格检查和必要的辅助检查,下腹部肿块绝大多数能确诊。确有少数肿块因继发性变化(如炎症、恶变与邻近器官或组织粘连),使肿块来源与境界不清,需行剖腹探查方能确诊。

【治疗】

下腹部肿块确诊为宫内妊娠,应定期做产前检查;确诊为子宫残角妊娠,应及早手术切除残角;确诊为继发性腹腔妊娠,应剖腹取胎(胎儿发育不佳及畸形率高,多不能存活),胎盘留在腹腔内自行吸收。

有些下腹部肿块,详细检查仍不能确诊且病情又允许等待,如疑结核性包裹积液可试行抗结核治疗,观察肿块是否缩小,若不能完全消退再行手术切除病灶。再如下腹部肿块疑为恶性肿瘤,应尽早行剖腹探查术;若疑为卵巢囊肿蒂扭转,应立即手术切除病侧附件。下腹部肿块伴明显急性炎症体征,应给大剂量抗生素,严密观察经过;怀疑形成脓肿,应尽早切开引流。

确诊为葡萄胎,应及早行吸宫术;确诊为陈旧性宫外孕,必要时行剖腹术清除机化变硬的血肿;确诊为输卵管积水、积脓或输卵管卵巢囊肿、脓肿,应手术切除病侧附件;确诊为阑尾周围脓肿,应手术切除病灶并行引流;较大良性肿瘤均应手术切除肿瘤;子宫肌瘤应行子宫全切除术、子宫次全切除术或肌瘤剜出术;卵巢囊肿、肠系膜囊肿、后腹膜良性肿瘤,均应切除肿瘤;子宫内膜癌应切除子宫、部分宫旁组织、双附件和 1~2 cm 阴道,而卵巢恶性肿瘤原则上应切除子宫、双附件及大网膜,术后进行化疗。

第五章　妇科疾病的中医诊疗

第一节　妇科疾病的病因病机

一、病因

病因,就是指导致疾病发生的原因。妇科疾病病因,包括导致经、带、胎、产、乳和杂病发生的原因和条件、致病因素的特性、致病特点、规律及其所致病症的临床表现。中医学认为,任何证候和体征都是在病因作用下,引发患者机体产生的一种异常反映。因此,认识病因是临床治疗和提高疗效的重要环节。了解病因除详细询问病史外,主要是依据各种病因的致病特点、规律和疾病的临床症候和体征来推求,称之为"审证求因",是中医学特有的认识病因的方法。中医病因学的另一特点是在病因与非病因之间具有一定相对性。妇科常见的病因有寒热湿邪、七情内伤、生活失度和体质因素。

(一)寒、热、湿邪

风、寒、暑、湿、燥、火(热),在自然界气象正常的情况下称六气。当自然界气候反常,六气则成为异常气象变化,而成为致病因素,合称为"六淫邪气"。由于六淫是致病邪气,故又称其为"六邪"。淫,有太过和浸淫之意。六淫致病为外感病范围。

此外,人体阴阳的盛衰,气血津液,脏腑功能的失常,五行的胜复,也表现出类似六淫邪气的特点。这种邪从内而生,又以五脏病变为主,故称之为"内生五邪"。妇科疾病多属内伤脏腑、气血、天癸、经络,进而影响生殖系统的病变,故"内生五邪",较外感六邪更为多见。为区分二者,常冠"内""外"二字以别。六淫与五邪中与妇科关系最大的是寒、热、湿邪,因寒、热、湿邪易与血相搏而发生妇科病。

寒邪致病,有外寒、内寒之分。外寒是指寒邪由外及里,伤于肌表、经络、血脉,或经期、产后血室正开,寒邪由阴户上客,入侵冲任、子宫,进而发生经行发热、经行身痛、痛经、月经后期、月经过少、闭经、产后身痛、不孕症等病证。内寒是机体阳气虚衰,命火不足,或阴寒之气不散,故内寒的产生,与肾脾阳虚关系最大。内寒致病一是由于失

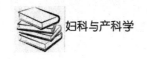

于温煦,因而出现各种虚寒之象和血脉收缩、血流减慢之征象;二是由于气化功能减退,阳不化阴,代谢障碍,阴寒性病理产物如水湿、痰饮堆积,阳气的温煦和气化功能减退,常导致闭经、多囊卵巢综合征、月经后期、痛经、带下病、子肿、宫寒不孕。

热邪热为阳邪,其性炎上,故热邪伤人,以高热恶寒、出血、扰乱神明等上部症状多见;又热邪易耗气伤津,损伤正气,津液亏乏,故出现机能减退之证;热邪易生风动血,所谓"热极生风",可出现抽搐;热迫血行,故可出现出血之证。热邪致病,也有外热、内热之异。外热为外感火热之邪,尤其是月经期、孕期、产褥期,热邪易乘虚而入,损伤冲任,发为经行发热、经行头痛、月经先期、月经过多、崩漏、妊娠小便淋病、产后发热等病证;葬邪结聚冲、任、胞中,使气血奎滞,"热盛则肿""热盛肉腐",则发为产褥热、盆腔炎或盆腔脓肿、阴疮、孕痈等病证。内热又称"火热内生",若伤及冲任,迫血妄行,可发为月经先期、月经过多、经行吐衄、经行头痛、经行情志异常、恶阻、胎漏、子烦、子痈、产后发热、绸疮等病证。

湿邪湿为阴邪,其性黏滞,患部重着,病情缠绵;湿性趋下,易袭阴位。湿邪致零,也有内湿、外湿之分,外湿多与气候环境有关,如气候潮湿,阴雨连绵,或久居湿地,譬经期、产后冒雨涉水,湿邪内渗致病。湿留体内日久,又可随体质的阴阳盛衰而发生寒化或热化,导致带下、阴痒或盆腔炎等。内湿,又称湿浊内生,主要是由脾的运化和输布津液的功能下降引起的水湿痰浊在体内蓄积停滞致病。《素问一至真要大论》指出:"诸湿肿满,皆属于脾。"湿浊既停,极易困阻脾阳,而形成脾生湿,湿困脾,脾伤肾或湿聚成痰的病机转归。湿为有形之邪,随着湿邪留滞的部位、时间不同,分别发生经行浮肿、经行泄泻、闭经、多囊卵巢综合征、带下病、子肿、子满、产后身痛、不孕症等。内湿与外湿,病理不同,又互相影响,如湿邪外袭,每易伤脾;而脾肾阳虚之人,又易被湿邪入侵。

(二)七情内伤

七情,是指喜、怒、忧、思、悲、恐、惊七种情志变化,是人类对外界刺激因素在精神情志的反映,也是脏腑功能活动的情志体现。五脏化五气,以生喜、怒、悲、忧、恐,适度的七情,能舒发情感有益健康,属生理性。七情太过,如突然、强烈、持久地作用于人体,超过了机体抗御或自我调节范围,则导致脏腑、气血、经络的功能失常,属病理上的七情内伤。七情内伤的病机复杂,关键为"气机逆乱",严重者还可以影响心脑,导致脑或心脏功能的异常而发生病变。妇人以血为本,经、孕、产、乳均以血为用。气为血之帅,血为气之母,故血病及气,气病又可及血。肝藏血,主疏泄,七情内伤最易导致肝的功能失常和气血失调发生妇产科疾病。《素问。阴阳应象大论》曰:"二阳之病发心脾,有不得隐曲,女子不月。"最早指出了七情内伤可导致闭经。汉代《金匮要略·妇人杂病脉证并治》指出:"妇人之病,粤虚、积冷、结气",把"结气"列为三大病因之一。《妇人秘传》又指出"七情过极,肝气横逆,木强土弱,脾失健运,因而带下绵绵,色黄或赤。"《傅青主女科》更全面地论述了因于七情内伤,导致经、孕、产、乳、杂病,列有"郁结血崩""多怒堕胎""大怒小产""气逆难产""郁结乳汁不通""嫉妒不孕"等证治。这些认识至今为中医学所沿用。

七情内伤导致妇科病,以怒、思、恐为害尤甚。怒,抑郁愤怒,使气郁气逆,可致月经后期、闭经、痛经、不孕、癥瘕;思,忧思不解,每使气结,发为闭经、月经不调、痛经;恐,惊恐伤肾,每使气下,可致月经过多、闭经、崩漏、胎动不安、不孕。

妇科疾病或脏腑功能失常也可导致情志的异常。例如:闭经、崩漏、习惯性流产、不孕症等常引起情绪低落,焦虑,悲伤;妇人脏阴不足导致喜悲伤欲哭。

合理因素引起的各种刺激对人的精神和身体造成的危害也日益增多,而良好的心理素质和平静的心理状态在疾病的发生、发展和转归上的积极作用也越来越为人们所认识,中医七情学说阐明了心身统一的整体观,并较客观地、科学地反映了精神情志与心身的辨谊矣系及情志致病的相对性和个体差异。由于七情内伤可使人致病,或使病情反复甚至加重恶化,尤其是妇人易为情所伤,故《景岳全书·妇人规》云:"妇人之病不易治也……此其情之使然也。"女子七情内伤的另一个特点,反映在女性一生各个不同的生理阶段中,因青春期、月经期、妊娠期、产褥期、围绝经期以及老年期特殊内环境的差异,在病因作用下更易发生情志一异常,如经行情志异常、子烦、产后抑郁、脏燥等。

(三)生活失度

中医历来重视养生防病益寿。生活失度导致的妇产科疾病主要是房劳多产、饮食不节、劳逸失常、跌仆损伤等。

①房劳多产。房事与五脏的功能密切相关,尤以肾为主。房劳是指因房事不节,淫欲过度或过早结婚,耗精伤肾以及经期产后余血未尽,阴阳交合所产生的病理状态;多产是指过多的产育,足以耗气伤血,损伤冲任、胞宫、胞脉、胞络以及耗精伤。肾。中医认为精、气、神是"人生三宝",三者各司其职,但以精为根基。如《灵枢·本神》日:"是故五脏主藏精者也,不可伤,伤则失守而阴虚,阴虚则无气,无气则死矣。"又如《产宝》指出:"若产育过多,复自乳子,血气已伤。若产后血气未复,胃气已伤,诸证蜂起。"《景岳全书·妇人规》说:"妇人因情欲房室,以致经脉不调者,其病皆在肾经。"若孕期房劳可致流产、早产或产褥感染。此外,还有不少在经期、产后,余血未净而阴阳

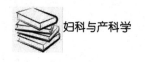

交合,精浊与血相结为邪,影响冲任、胞宫,发生妇科疾病者,如《女科经纶》云:"若经适来而不禁房室,则败血不出,积精相射,致有诸证,此人之最易犯者。"

②饮食不节。凡过食寒凉生冷、辛辣燥热、暴饮暴食、偏食嗜食均可导致脏腑功能失常。尤其在青春期、月经期、妊娠期、产褥期、围绝经期、老年期,这些特殊的时期有不同的生理特点和生理内环境,需要有不同的饮食要求,若饮食不节,更易发生月经过少、闭经、胎萎不长、妊娠贫血等。

③劳逸失常。妇女在月经期、孕期、产褥期特别要注意劳逸结合。《素问·举痛论》说:"劳则气耗",故过劳足以伤气,损伤心、脾、肾的功能,导致月经过多、经期延长、崩漏;孕期过劳可致流产、早产;产后过劳可导致恶露不绝、缺乳和子宫脱垂。过于安逸又影响气血的运行,"逸则气滞",发生月经不调或难产。

④跌扑损伤。妇女在月经期,尤其是孕期生活不慎,跌扑损伤,撞伤腰腹部,可致堕胎、小产或胎盘早期剥离;若撞伤头部,可引起经行头痛、闭经或崩漏;若跌扑损伤阴户,可致外阴血肿或撕裂。

此外,嗜烟酗酒或经常夜生活影响生物钟的调节均可致月经失调、闭经、流产、不孕。不健康、不科学的生活方式和环境因素所造成的疾病,被现代人称为"生活方式病"。

（四）体质因素

体质形成于胎儿期,受之于父母。明代张景岳称之为"禀赋"。到了清代的《通俗伤寒论》才出现了"体质"一词。历代名称虽异,但所指相同,已经认识到体质受之于父母,并受后天影响。体质在疾病的发生、发展、转归以及辨证论治中有着重要的地位。体质体现了中医形神统一观,精神面貌、性格、情绪等对体质的识别具有重要的意义。作为病因学说之一的体质因素在妇产科疾病中甚为重要,因女性有特殊的体质特点缘故。《灵枢·五音五味》篇所指:"妇人之生,有余于气,不足于血,以其数脱血也。"就是对女性体质特点的高度概括。后世据此而不断深化,如宋代《妇人大全良方》强调:"妇人以血为基本",治疗需时时固护阴血即属其例。

妇产科疾病与体质关系密切。如妇女先天肾气不足,在青春期常发生肾虚为主的子宫发育不良、月经迟发、原发性闭经、崩漏、痛经、月经过少、多囊卵巢综合征;在生育期容易发生月经稀发、闭经、崩漏、胎动不安、滑胎、不孕症;更年期易出现早发绝经的早衰现象。又如素性忧郁,性格内向者,易发生以肝郁为主的月经先后不定期、经前诸证、痛经、经断前后诸证、子晕、子痫、不孕、阴痛等。如素体脾虚气弱,又常导致脾虚为主的月经先期、月经过多、崩漏、带下病、子肿等病证。虽感同样的湿邪,体质不同,可以寒化或热化,表现为不同的证型。可见体质因素实际上对外界某些致病因素存在极大的易感性和患病后证型的倾向性。妇女的体质因素又可影响后代。

此外,在现代社会中又出现了一些新的病因,如免疫因素、生物因素、环境因素等都可导致妇科疾病。同时一些病理产物如瘀血、痰饮在一定条件下又转变为致病因素,从而导致妇科疾病的发生和发展。

二、病机

病机,即疾病发生、发展与变化的机理。由于妇女特殊的解剖生殖器官,其月经、妊娠、分娩和哺乳等特殊生理活动均以血为主,以血为用,并受肾 - 天癸 - 冲任 - 胞宫生殖轴的调控。因此,妇科疾病的主要病机,最终多直接或间接损伤冲任、胞宫,导致妇科疾病的发生。《医学源流论》说:"凡治妇人,必先明冲任之脉……冲任脉皆起于胞中,上循背里,为经脉之海,此皆血之所从生,而胎之所由系,明于冲任之故,则本源洞悉,而后所生之病,则千条万绪,以可知其所从起。"可以说以脏腑、气血、经络为主体,突出奇经之冲、任、督、带和胞宫、胞脉、胞络,是妇科不同于其他学科的病机特点。现代,中医病机学得到较大发展,也促进了中医妇科学病机的深化研究。妇科疾病的主要病机是:脏腑功能失常,气血失调,冲任督带损伤,胞宫受损,以及肾 - 天癸 - 冲任 - 胞宫生殖轴失调。

(一)脏腑功能失常

人体是以五脏为中心的有机整体,脏腑生理功能的紊乱和脏腑气血阴阳的失调,均可导致妇产科疾病,其中关系最密切的是肾、肝、脾三脏。

1.肾的病机

肾藏精、主生殖,胞脉系于肾。肾有阴阳二气,为水火之宅。五脏的阴阳,皆以肾阴肾阳为根本。肾阴肾阳又互相依存,互相制约,以保持相对的动态平衡,维持机体的正常功能。若先天肾气不足或房劳多产,或久病大病"穷必及肾",导致肾的功能失常,冲任损伤,致发生妇产科疾病。晦床上分为肾气虚、肾阳虚、肾阴虚及阴阳两虚。

(1)肾气虚:肾气,乃肾精所化之气,概指肾的功能活动。肾气虚,是指肾的气化封藏、摄纳功能减退的病理状态。肾气的盛衰与天癸的至与竭,直接关系到月经与妊娠。冲任之本在肾,若先天肾气不足或后天损伤肾气,致精不化血,冲任血海医乏,可发生闭经、月经迟发、月经过少、不孕等;肾气虚,封藏失职,冲任不固,可致月经先期、月经过多、崩漏、产后恶露不绝;肾气虚,胎失所系,冲任不固,可致胎漏、胎动不安、滑胎;肾气虚,摄纳或系胞无力,则致胎动不安、子宫脱垂。

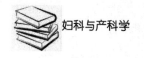

(2)肾阳虚:肾阳,即命门之火。肾阳虚是指全身机能低下,温煦、气化及兴奋施泻作用减弱的病理状态。肾阳虚,命门火衰,冲任失于温煦,下不能暖宫,胞宫虚寒,可致妊娠腹痛、产后腹痛、宫寒不孕;肾阳虚,命门火衰,上不能暖土,水湿下注,发为经行浮肿、经行泄泻、子肿、子满;肾阳虚,气化失司,水液代谢失常,湿聚成痰,痰浊阻滞冲任、胞宫,可致月经后期、闭经、不孕;肾阳虚,气化失常,水湿下注任、带,使任脉不固,带脉失约,发为带下病;肾阳虚,兴奋施泻功能减退,可出现性冷淡、闭经、无排卵性不孕症。肾阳虚,血失温运而迟滞成瘀,血瘀阻碍生机加重肾虚,而发生肾虚血瘀,导致子宫内膜异位症、多囊性卵巢综合征等更为错综复杂的妇产科病证。

(3)肾阴虚:主要指肾所藏的阴精不足及由此发生的病理变化。多因先天不足,素体阴虚或青春期天癸初至或更年期天癸将竭,或房劳多产,或久病、热病、大病耗伤肾阴。肾阴虚精血不足,冲任血虚,血海不能按时由满而溢,可致月经后期、月经过少、闭经;肾阴虚,冲任、胞宫胞脉失养,可致痛经、妊娠腹痛或不孕症;若阴虚生内热,热伏冲任,迫血妄行,发为崩漏、经间期出血、胎漏、胎动不安;若肾阴虚,孕后阴血下聚冲任以养胎元,致令阴虚益甚,肝失所养,肝阳上亢,发为妊娠眩晕,甚或子痫等。

阴损可以及阳,阳损可以及阴,若病程日久,往往可导致。肾阴阳两虚,上述病症可以夹杂出现。

2. 肝的病机

肝藏血,主疏泄。性喜条达,恶抑郁。肝体阴而用阳,具有贮藏血液和调节血流、血量的生理功能,肝又有易郁、易热、易虚、易亢的特点。妇人以血为基本,若素性忧郁,或七情内伤,或他脏病变伤及肝木,则肝的功能失常,表现为肝气郁结、肝郁化火、肝经湿热、肝阴不足、肝阳上亢和由此而出现的相关病机,影响冲任,导致妇产科疾病。

肝气郁结:肝气郁结,则血为气滞,冲任不畅,发生月经先后无定期、痛经、经行乳房胀痛、闭经、妊娠腹痛、缺乳、不孕症、盆腔炎;肝郁化热化火,火热之邪下扰冲任血海,迫血妄行,可致月经先期、月经过多、崩漏、胎漏、产后恶露不绝;气火上炎,则发为经行头痛、经行吐衄、经行情志异常、乳汁自出;肝郁犯胃,经前、孕期冲脉气盛,挟胃气上逆,可发生经前呕吐、妊娠恶阻。

肝经湿热:肝郁乘脾,脾失健运,湿从内生,湿郁化热,湿热之邪下注任、带,使任脉不固,带脉失约,可发生带下病、阴痒。湿热蕴结胞中,或湿热瘀结,阻滞冲任,冲任不畅,发生不孕、盆腔炎、癥瘕等。

肝阴不足:肝藏血,体阴而用阳。若素体肝肾阴虚,或失血伤阴,或热病伤阴,肝阴不足,冲任失养,血海不盈,可致月经过少、闭经、不孕症等;肝血不足,经前、经时、孕期阴血下注冲任血海,阴血益虚,血虚生风化燥,发生经行风疹块、妊娠身痒。

肝阳上亢:肝血素虚,经前或孕后阴血下聚冲任、胞宫,阴血益亏,肝阳偏亢,出现经前头痛、经行眩晕、子晕;阴虚阳亢,阳化风动,肝火愈炽,风火相煽,发为子痫。

3. 脾的病机

脾为后天之本,气血生化之源,脾又主中气而统血。脾的病机主要是脾失健运、脾失统摄及脾虚下陷。

脾失健运:脾气素虚,或饮食不节、劳倦过度伤脾,或木郁侮土,脾虚气弱,健运失常,气血生化不足而脾虚血少,冲任失养,血海不盈,可出现月经后期、月经过少、闭经、胎萎不长、产后缺乳;或素体阳虚,或寒凉生冷,膏粱厚味损伤脾阳,脾阳不振,运化失职,水湿流溢下焦,湿聚成痰,痰湿奎滞冲任、胞宫,可出现月经过少、闭经、不孕、瘕瘕、多囊卵巢综合征等;脾失健运,湿邪内生,损伤任、带,失于固约,发生带下病。

脾失统摄:脾气虚弱,中气不足,统摄无权,冲任不固,可出现月经过多、经期延长、崩漏、胎漏、产后恶露不绝、乳汁自出。

脾虚下陷:脾气虚而下陷,则可见经崩、子宫脱垂。

又脾与胃互为表里,脾虚可影响胃的功能,如脾胃虚弱,孕后经血不泻,冲气偏盛,循经上逆犯胃,胃失和降,发为恶阻。

4. 心的病机

"心主神明""心主血脉""胞脉者属心而络于胞中"。若忧愁思虑,积想在心,心气不得下通于肾,胞脉闭阻,可出现闭经、月经不调、不孕;心火偏亢,肾水不足,则水火失济,出现脏躁、产后抑郁等。

5. 肺的病

肺主气、主肃降,朝百脉而输精微,通调水道。若阴虚火旺,经行阴血下注冲任,肺阴益虚,虚火灼伤肺络,则出现经行吐衄;若肺失宣降、不能通调水道,可引起子嗽或妊娠小便异常、产后小便异常。

人是一个有机的整体,脏腑是相生相克互相影响的,与妇科关系最密切的肾、肝、脾之间更是难以分割,常出现肾虚、肝郁、脾虚。肾脾两虚、肾虚血瘀、肾虚肝郁脾虚等复杂的病机,故应在错综复杂的正邪斗争中捕捉主要的病机并作动态的因果转化的观察。

(二)气血失调

妇女经、孕、产、乳的生理活动均以血为用又须耗血,致使机体处于血常不足,相对气常有余的状态。如《灵枢·五音五味》篇所说:"妇人之生,有余于气,不足于血,以

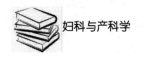

其数脱于血也。"说明气血失调是妇产科疾病的重要病机。由于气和血是相互依存，相互滋生的，气为血之帅，血为气之母，气病可以及血，血病可以及气，所以临证时既要分清在气在血的不同，又要注意气和血的相互密切关系。

1. 气分病机

气分病机有气虚、气陷、气滞、气逆的不同。

（1）气虚：是指气的能量不足及由此引起气的功能减退的病理状态。素体虚弱，或劳倦过度伤气，或久病大病正气受损，或肺、脾、肾的功能失常，影响气的生成，而致发生妇科诸疾。如肺气虚，卫外不固，易出现经行感冒、产后自汗、产后发热；中气虚或肾气虚，均可致冲任不固，发生月经先期、月经过多、崩漏、胎漏、乳汁自出。

（2）气陷：是指中气虚而下陷的病理，可发生子宫脱垂、崩漏。

（3）气滞：是指气推动血和津液的运行不畅，导致相应脏腑、气血、经络的生理功能失常的病理状态。如肝气郁结，疏泄失调，则冲任血海阻滞，可发生痛经、闭经、月经先后无定期、不孕等；气行不畅，津液停滞，可致水湿不化，痰湿内生，发生经行浮肿、子肿、闭经、不孕症；气郁化火，火热之邪上扰神明，下迫冲任血海，可发生经行情志异常、产后抑郁、脏躁、月经先期、月经过多、崩漏、胎漏等。

（4）气逆：是指气升降失常，上升太过的病理。肺主气主肃降，肺气上逆，可发生子嗽。胃气宜降，若胃气上逆，可致经行呕吐、恶阻。

2. 血分病机

病在血分，有血虚、血瘀、血热、血寒之分。

（1）血虚：血虚是指阴血医乏，血的营养与滋润功能不足的病理状态。导致血虚的原因常见三个方面：一是耗血出血过多，尤其是月经过多、血崩或孕期、产时、产后大出血，致使机体处在血虚状态；二是气血生化不足，脾胃虚弱或营养不良，可致气血来源医乏；三是肾精不足。精化血、血生精，精血同源而互生，精亏则血少。各种原因导致的血虚，致冲任血海医乏不能由满而溢，或失于濡养，可发生月经后期、月经过少、闭经、痛经、妊娠腹痛、胎动不安、滑胎、胎萎不长、产后缺乳、产后身痛、产后血劳、不孕。

（2）血瘀：是指血液停积、血流不畅或停滞，血液循环障碍的发生、发展及继发变化的全部病理过程。血寒、血热、血虚、气滞、气虚、出血、久病、肾虚等均可导致血瘀，进而发生痛经、闭经、崩漏、月经过多、经期延长、胎动不安、异位妊娠、产后腹痛、恶露不绝、产后发热、不孕、癥瘕等。

（3）血热：是指血分伏热，使脉道扩张，血流加快，甚至迫血妄行的病理状态。若因素体阳盛血热，或过食辛热或误服助阳暖宫之品，热伏冲任，迫血妄行而出现月经过多、月经先期、崩漏、经行吐衄、胎漏、产后发热;若肝郁化热、热性炎上,可致经行头痛、经行情志异常;若素体阴虚,经、孕、产、乳数伤于血,阴血益亏,阴虚生内热,热扰冲任,冲任不固,发生月经先期、崩漏、胎动不安、产后恶露不绝。

(4)血寒:是指血脉凝滞收引、机体功能减弱的病理状态。血寒常因经期、产后正气不足,感受寒邪,寒邪客于冲任、胞宫,或素体阳虚,寒从内生,血为寒凝,冲任失畅,功能减退,发生痛经、月经后期、月经过少、闭经、妊娠腹痛、产后腹痛、产后身痛、宫寒不孕症等。

气血互相滋生、互相依存,故在病机上往往气病及血,血病及气,血气不和,气血同病,虚实错杂,常见气滞血瘀、气虚血瘀、气血两虚等。

(三)冲、任、督、带损伤

妇产科疾病的病理机转与其他各科的区别,就在于妇产科病机直接或间接地损伤冲、任、督、带。《内经》首先指出了任、督为病可致"带下瘕聚"和"不孕"等妇科病症,《诸病源候论》强调了冲任损伤的妇科病机。冲任督带损伤的常见病机是冲任损伤、督脉虚损和带脉失约。

1. 冲任损伤

任通冲盛才有正常的月经与妊娠。冲、任二脉皆起于胞中,环绕唇。"冲为血海"、"为十二经脉之海",能调节十二经的气血;"任主胞胎",为阴脉之海,与足三阴经肝、脾、肾会于曲骨、中极、关元,因此任脉对人身的阴经有调节作用;天癸对人体的生长、发育与生殖功能的影响,主要通过冲任二脉以实施,因此冲任损伤必然导致妇产科诸疾。冲任损伤主要表现为冲任不固、冲任不足、冲任失调、冲任血热、冲任寒凝和冲任阻滞等。

2. 督脉虚损

王冰注《黄帝内经》说:"督脉,亦奇经也。然任脉、冲脉、督脉者,一源而三歧也。"督脉与肾、心、肝的关系尤为密切,督脉行背,与足太阳相通,"贯脊属'肾'",得命火温养;"上贯心人喉",得心火之助;又与肝脉"会于巅",得肝阳以为用。故称督脉为"阳脉之海",总督诸阳。督脉与任脉同起于胞宫,二脉协同调节人身阴阳脉气的平衡,维持胞宫的生理功能。如外感六淫邪毒,内伤脏腑气血,损伤督脉,致督脉虚损,则发生疾病,如《素问·骨空论》所言:"督脉一此生病一其女子不孕",以及阴阳平衡失调所致的闭经、崩漏、经断前后诸证、绝经妇女骨质疏松症。

3. 带脉失约

带脉束腰一周,约束诸经。《血证论》指出:"带脉下系胞宫,属于脾经"。从循行

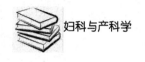

路径看,横行之带脉与纵行之冲、任、督间接相通并下系胞宫。带脉的功能主要是健运水湿,提摄子宫,约束诸经。故带脉失约可导致带下病、胎动不安、滑胎、子宫脱垂等。

(四)胞宫、胞脉、胞络受损

胞宫借经络与脏腑相连,完成其生理功能,妇科疾病,多在胞宫中表现出来。因脏腑功能失常、气血失调间接损伤冲任胞宫的病机,已在前面阐述,在此仅讨论子宫(限指胞宫所含子宫)受损的病机,主要有子宫形质异常、藏泻失司和子宫闭阻。

1. 子宫形质异常

子宫形质异常即是子宫的形态、位置及质地的异常变化导致妇科疾病的机理。子宫形质异常多由先天发育不良和后天损伤所致,可出现幼稚子宫、子宫畸形、子宫过度屈曲、子宫肌瘤或手术损伤子宫等,致发生月经不调、痛经、滑胎、癥瘕、不孕等病证。若手术损伤子宫可致急腹症,须及时诊治,必要时做手术修补。

2. 子宫藏泻失司

子宫具有似脏"藏"的功能,又具有似腑"泻"的功能,且藏泻有序。若先天肾气不足或房劳多产,久病大病失血伤精,精血不充,使冲任不能通盛,子宫蓄藏阴精医乏,藏而不泻可发生月经后期、闭经、带下过少、胎死不下、滞产、难产、过期妊娠;若肾气不固,肝气疏泄太过,或脾虚不摄,导致子宫藏纳无权,泻而不藏,可发生流产、早产、经期延长、带下病、恶露不绝。

3. 子宫闭阻

是指病邪客于子宫后,使子宫闭塞或阻滞而产生妇科疾病的病机。《金医要略》首先提出:"妇人经水闭不利,脏坚癥不止,中有干血""血结胞门"等妇科特有的病机;《诸病源候论》认为:"妇人月水不通……—风冷邪气客于胞内,伤损冲任之脉……—致胞络内绝,血气不通故也";朱丹溪有"躯脂满溢,闭塞子宫"以致不孕的论述;《傅青主女科》论肥胖不孕时亦指出:"肥胖者多气虚,气虚者多痰涎……—且肥胖之妇,内肉必满,遮隔子宫,不能受精,此必然之势也。"说明瘀、痰有形之邪使子宫闭阻是妇科常见的病机之一。此外,子宫内膜息肉、黏膜下肌瘤、宫腔手术后部分粘连,均可瘀阻生化之机,导致月经过少、闭经、崩漏、不孕等病证。

胞脉、胞络是脏腑联系胞宫的脉络。若胞脉胞络受损,同样可发生闭经、痛经、崩漏、不孕等病。胞宫、胞脉、胞络虽各有自身受损的病机,但它们之间又是互相联系不可分割的整体,常相互影响。

(五)肾 – 天癸 – 冲任 – 胞宫生殖轴失调

肾 – 天癸 – 冲任 – 胞宫生殖轴,以肾气为主导,由天癸来调节,通过冲任的通盛、相资,由胞宫体现经、带、胎、产的生理特点。其中任何一个环节失调都会引起生殖轴功能失调,发生崩漏、闭经、迟发或"早发"绝经、流产、不孕症等妇科病。而调经、种子、安胎的关键就是调整。

肾－天癸－冲任－胞宫生殖轴的功能及其相互间的平衡协调,其中补肾气、资天癸最为关键。所以,肾－天癸－冲任－胞宫生殖轴失调又是妇科疾病的主要发病机理。

综上所述,妇科疾病的病机是错综复杂的,既有脏腑功能失常和气血失调的病机间接影响冲任、胞宫或生殖轴为病;又有冲任督带、胞宫、胞脉、胞络直接受损,以及肾－天癸－冲任－胞宫生殖轴失调发为妇产科病证,这是妇科的病机特点。因此,认识妇科发病机理必须从脏腑功能失常,气血失调,冲任督带损伤,胞宫、胞脉、胞络受损,肾－天癸－冲任－胞宫生殖轴失调入手,间时要认识病因与病机之间、各病机之间又是相互联系、相互影响的,临证时,必须"辨证求因""审因论治""谨守病机,各司其属",把握主要病因病机的关键所在,才能做出正确的判断,为论治提供可靠的依据。

第二节　妇科疾病的诊断

诊断是疾病治疗中极为重要的一环。只有正确的诊断,才能拟定正确的治疗方案。妇科疾病的诊断和其他各科一样,运用中医诊察疾病的方法,通过问、望、闻、切四诊获得有关病情资料。

四诊是妇科疾病诊断的重要方法之一,即医生通过问、望、闻、切四种方法,分别从不同侧面了解病情和收集临床资料。而这四方面临床资料各有其临床意义。间时由于病变部位、病种不尽相间,四诊重点也有不同。因此,辨病辨证时应四诊合参。

一、问诊

问诊是医生通过询问,了解患者的主观感觉以及有关疾病发生、发展、治疗的情况,这是做出诊断不可缺少的第一步。因此必须详细问诊,才能了解病情和获得临床资料。《景岳全书·传忠录》"十问篇"将问诊视为"诊治之要领,临证之首务"。清代医家赵晴初在《存存斋医话稿续集》中也曾言道:"脉居四诊之末,望、闻、问贵焉。其中一问字,尤为辨证之要。"说明问诊在四诊中占有重要地位。但在具体问诊时医生应围绕主诉耐心询问,避免暗示,这样才能获得真实而有价值的临床资料。

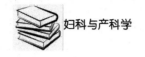

1. 问年龄

在初诊时先要询问年龄,因为妇科疾病与年龄有密切关系。妇女在不同年龄阶段,其生理状况有所不同。如青春期女子肾气初盛,天癸始至,冲任功能尚未稳定;中年妇女因经、孕、产、乳耗伤气血,使肝失血养,情志易伤;老年妇女肾气渐衰、冲任衰少、脾胃易虚。年龄差异所导致疾病也不同,如青春期女子易患月经失调;中年妇女易患带下、崩漏及胎产诸疾;老年妇女易患经断前后诸证,肿瘤亦相对高发等。间患崩漏,不同年龄的复旧目的和方法也不相间。由此可见询问年龄在诊断和治疗上具有重要意义。

2. 问主诉

了解患者最感痛苦的症状、体征及持续时间,这也是患者求诊的原因。如月经失常、发热、腹痛、带下异常、阴痒、腹部包块、阴疮、胎孕异常、不孕、经行不适、产后异常等。

它既是估计疾病的范围、类别和病情的轻重缓急,也是认识分析和处理疾病的重要依据,因此描述应简洁、明了、精确。注意不能把病名作为主证记录,如患者因月经量多5天求诊,不能写成"月经过多5天",而应写成"月经量多5天"。

3. 阻见病史

围绕主证询问发病诱因,疾病发生发展过程,检查、治疗情况和结果,目前自觉症状等。如主诉腹痛3天,需了解腹痛诱因,发生时间(月经前后、经期、月经中期或孕期产后时日),腹痛是突发性还是循序性,腹痛部位(妇科疾病之腹痛大多位于下腹),腹痛程度是剧痛还是隐痛,腹痛性质是绞痛还是刺痛、是冷痛还是胀痛等。

4. 问月经史

需询问月经初潮年龄,月经周期、月经持续时间、经量多少、经色、经质稀或稠或有无血块、气味,末次月经期及伴随月经周期而出现的症状(如乳房胀痛、头痛、腹痛、腹泻、浮肿、吐衄、发热等)。中老年妇女应了解是否绝经和绝经年龄及绝经后有无阴道出血、骨质疏松症状。

5. 问带下史

了解带下量多少,带下颜色(如白色、淡黄、黄色、赤色或脓性等),带下性质(稀薄、黏稠),气味以及伴随症状。如带下量多,需询问带多出现时间,若在月经前或月经中期或妊娠期出现白带增多,而性质无异常、无臭味亦无不适,此为生理现象。

6. 问婚育史

未婚、已婚或再婚史。若未婚者,在某些特殊情况下或病情需要,应了解有无性生活史、人工流产史;对已婚者,需了解性生活情况、妊娠胎次、分娩次数、有无堕胎、小产、人工流产。孕妇应了解妊娠过程,有无妊娠疾病(如胎漏、胎动不安、妊娠肿胀、头晕、恶阻、子痫等)。

7. 问产后

询问分娩情况,有无难产、产后出血量多少,输血与否。若有产后大出血、昏厥史,可使气血亏损而影响月经,甚则闭经。了解恶露量多少、颜色、性质、气味,有无产后疾病史,以及避孕情况。

8. 问既往史

有针对性地了解与现在疾病有关的以往病史,个人与家族史。如继发性痛经患者,应询问有无人流术、剖宫产术、盆腔炎史,因这些均可能导致继发性痛经。对原发性痛经者应询问家族史,其母系有无痛经史(因部分痛经可能与遗传有关),个人饮食嗜好,居住环境。对不孕者需了解有无盆腔炎、人工流产史、腹部手术史。对闭经、月经过少者,需询问有无结核史、产后大出血史,工作环境,生活、饮食嗜好、环境迁移等个人史。

二、望诊

"有诸内必形诸外",当人体内部发生病变时,多反映于体表的相关部位。通过望诊,运用视觉对病人有目的地观察,可获得临床诊断的重要依据。由于妇女生理和解剖特点,妇科望诊除望全身、舌诊外,还需观察外生殖器官、经血、带下、恶露和乳汁量、色、质的变化。

1. 望神形

神为形之主,形乃神之舍,两者关系密切,故神形应合参。神是人体生命现象的体现,望神可以了解其精气的盛衰,判断病情的轻重和预后,妇科疾病亦然。如头晕眼花,神疲泛恶,出汗肢冷,神志淡漠,甚至昏不知人,可见于崩漏、胎堕不全等妇科失血重证。妇科痛证如异位妊娠、急性盆腔炎、痛经、卵巢囊肿蒂扭转、流产等,常伴见形体蜷曲,两手捧腹,表睛痛苦、辗转不安之态,若见高热烦躁甚至神昏谵语,多为妇科热证,如急性盆腔炎、产后发热等。

妊娠晚期或产时、产后突发手足搐撰、全身强直、双目上视、昏不知人或四肢抽搐、项背强直、角弓反张等多为妇科痉证,如子痫、产后痉病。

2. 望面色

《四诊抉微》云:"夫气由脏发,色随气华。"凡脏腑的虚实、气血的盛衰,皆可通过

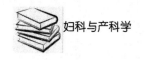

面部色泽的变化而反映于外。妇科临证常通过望面色来了解患者脏腑、气血盛衰和邪气消长的情况。妇科疾病若见面色淡白无华，多属血虚证或失血证，如月经过多、产后出血、崩漏、堕胎等；见面色㿠白，多属气虚、阳虚证；㿠白虚浮，多属阳虚水泛，可见于妊娠肿胀、经行浮肿、经行泄泻等；面色青而紫黯，多属瘀血停滞；若面色萎黄，多属脾虚，可见月经后期、月经过少、带下、闭经等；面赤，属实热证，可见月经先期、月经过多、经行吐衄、经行情志异常、产后发热等证；面色白而两颧发红，多属阴虚火旺；面黯黑或面颊有黯斑，多属肾虚，可见闭经、不孕、绝经前后诸证、崩漏、滑胎等。此外，尚须注意患者面部色泽的动态变化，以推测疾病的发展变化与转归。

3. 望体形

重在观察形体的发育，体质的强弱，体形的胖瘦。正常女子14岁左右，月经来潮，第二性征发育，如乳房隆起、臀部丰满等。如年逾14岁，月经未来潮，第二性征尚未发育，身材矮小，多为先天肾气未充。若成熟女子，虽然月经已来潮，但身材瘦长或瘦小，第二性征发育不完善，乳房平坦，多为肾虚。若形体肥胖，皮肤粗糙，毛发浓密，多为脾虚痰湿阻滞，可见不孕症、闭经、月经不调、癥瘕、多囊卵巢综合征等。

4. 望舌

通过观察舌象了解人体生理功能和病理变化，包括舌苔、舌质。舌质淡为气血两虚，可见于月经过多、月经后期、崩漏、闭经。舌质红为血热，可引起崩漏、月经先期、月经过多、产后恶露不绝等。舌质黯或瘀点多有血瘀。观察舌苔厚薄可测邪气的深浅，苔的颜色可察病变之寒热，苔的润燥提示体内津液盈亏和输布情况。苔白主寒，薄白腻而润多为寒湿凝滞，苔白厚腻多属痰湿阻滞。苔黄主热，薄黄为微热，苔黄厚而干燥多为热重，黄厚而腻为湿热。苔薄而舌燥为伤津，苔黑而润为阳虚有寒，苔黑而燥为火炽伤津。

5. 望月经

观察月经量、月经颜色、性质是妇科望诊特点。一般而论，经量多、经色淡红、质稀，多为气虚；经量少、色淡黯、质稀，多为。肾阳虚；经量少、色淡红、质稀，多为血虚；若经量多、色深红、质稠，多为血热；经色鲜红、质稠，多为阴虚血热；经色紫黯有血块，多为血瘀；经量时多时少，多为气郁。

6. 望带下

观察带下量多少、带下颜色、性质是带下病诊断及辨证的主要依据。若带下量多，色白质清多为脾虚、肾虚；带下量少失润，多为津液不足；带下色黄，量多质黏稠，多为湿热；带下色赤或赤白相兼，或稠粘如脓，多为湿热或热毒。

7. 望恶露

产后望恶露量之多少、颜色、性质亦是产后病辨证的重要内容。若恶露量多、色淡红、质稀,多为气虚;色红、质稠为血热;色紫黯、有血块,多为血瘀。色暗若败酱,应注意是否感染邪毒。

8. 望阴户

阴道主要观察阴户、阴道形态、肤色。若见解剖异常者,属先天性病变。若有阴户肿块,伴红、肿、热、痛,黄水淋漓,多属热毒;无红肿热痛,多属寒凝。阴户皮肤发红、甚至红肿,多属肝经湿热或虫蚀;阴户肌肤色白,或灰白、粗糙增厚或耿裂,多属肾精亏损、肝血不足。若阴户中有块脱出,常见于子宫脱垂或阴道前后壁膨出。

三、闻诊

闻诊是医生通过听觉、嗅觉来诊察病人的方法。妇科闻诊包括听声音、听胎心、闻气味三个方面。

1. 听声音

主要听患者的语音、气息的高低、强弱,以及呼吸、咳嗽、暖气、太息等声音。如语音低微,多为气虚;语音洪亮有力,多属实证;时时叹息,多为肝郁气滞;妇女孕后暖气频频、甚则恶心呕吐,多为胃气上逆;妊娠后期声音嘶哑或不能出声,多为肾阴虚。

2. 听胎心

妊娠 10 周后,运用听诊器可在孕妇腹壁相应部位听到胎心音,胎心强弱、快慢是判断胎儿发育及有无胎儿宫内窘迫的重要依据。

3. 闻气味

主要了解月经、带下、恶露的气味。如月经、带下、恶露秽臭,多为湿热或瘀热;若腐臭气秽,多为热毒;恶臭难闻,需注意子宫颈癌的可能性;妊娠剧吐致酸中毒,患者口腔有烂苹果味,多属气阴两虚。

四、切诊

妇科切诊包括切脉、按肌肤和扣腹部三部分。

1. 切脉

妇人之脉在一般情况下稍弱于男子,略沉细而柔软,尺脉稍盛。逢月经期、妊娠期、临产之际及新产后脉象均有所变化。

(1)月经脉:月经将至或正值月经期,脉多显滑象,为月经常脉。若脉滑数而有力者,多为热伏冲任,常见月经先期、月经过多、崩漏。脉沉迟而细多为阳虚内寒、生化不

足,常见于月经后期或过少。脉细数为虚热伤津、阴亏血少,可见于月经先期、胎漏、恶露不绝。脉缓弱无力多为气虚,尺脉微涩多为血虚,尺脉滑多为血实。崩中下血或漏下不止,脉应虚小缓滑,反见浮洪而数者,多属重证。

(2)妊娠脉:女子怀孕6周左右易见脉滑有力或滑数,尺脉按之不绝,因月经停止,阴血下注以养胎,冲任气血旺盛之故,此为妊娠常脉。若脉细软或欠滑利或沉细无力,常见于胎动不安、堕胎、胎萎不长、胎死腹中等病之虚证。若妊娠晚期,脉弦滑劲急多为阴虚肝旺、肝风内动之象,当警惕发生子晕、子痫等。

(3)临产脉:《产孕集》云:"尺脉转急,如切绳转珠者,欲产也。"描述了孕妇在临产前脉象的变化。若孕妇双手中指两旁从中节至末节,均可扪及脉之搏动,亦为临产之脉,如《景岳全书·妇人规·产要》云:"试捏产母手中指本节跳动,即当产也。"有一定临床意义。

(4)产后脉:因分娩之际,失血耗气伤津,新产血气未复,脉常滑数而重按无力。三五日后,脉渐平和而呈虚缓之势,此属产后常脉。若产后脉见浮大虚数,应注意是否气虚血脱;脉浮滑而数,可能是阴血未复,阳气外浮或为外感之征。

2. 按肌肤

医生通过用手直接触摸肌肤可以了解局部冷热、润燥、有无浮肿等情况,在辨证时有一定意义。如肌肤寒冷,特别是四肢不温,多为阳虚;四肢厥冷、大汗淋漓,多属亡阳危候。

如手足心热多为阴虚内热。头面四肢浮肿,按之凹陷不起为水肿;按之没指,随按随起为气肿。

3. 手门腹部

了解腹壁冷热、软硬、胀满、压痛以及有无包块及包块之部位、大小、性质等情况。若腹痛喜按多为虚证,拒按多为实证,喜温多为寒证。下腹包块质坚、推之不动多为癥疾;若腹块时有时不明显、按之不坚、推之可动,多属瘕证。通过扣孕妇腹部可了解子宫大小与孕周是否相符合,以初步推测胎儿状况。如腹形明显小于孕周,胎儿存活,可能为胎萎不长;如腹形明显大于孕周,可能为胎水肿满、多胎妊娠等。

以上是中医妇科常用的诊断方法。临诊时除掌握这些特征外,必要时尚须结合妇科检查做出正确诊断。

第三节　妇科疾病的治疗方法

中医妇科以药物内服为主要治疗手段。就学科领域而言，针对妇科主要的病因病机，调补脏腑、调理气血、调治冲任督带、调养胞宫、调控肾－天癸－冲任－胞宫轴，是中医妇科内治法的主线。但某些以局部证候为主要表现的疾病又应借助外治法，发挥局部祛除病邪的用药优势，因而外治法亦是中医妇科常用治法之一。"急则治其标，缓则治其本"是中医治疗学基本原则之一，妇科疾病中，以血崩证、急腹痛证、高热证、厥脱证为代表的危急重证，应掌握"急则治其标"的原则，及时应用急治法。此外，心理情志因素在妇科疾病的发生、发展、变化过程中有重大影响，在某些病证中反映尤为突出。因此，调节情志，或针对性地合理应用心理疗法，可达到使患者情志和调的作用，有利于早期恢复健康。

一、常用内治法

（一）调补脏腑

肾藏精，主生殖，为冲任之本而系胞；肝藏血，主疏泄，司血海；脾主中气统血、摄胞，又为血气生化之源；胃主受纳、腐熟，"谷气盛则血海满"；心主血脉，"胞脉者属心而络于胞中"；肺主气、朝百脉、输精微。诸脏不仅分司气血的生化、统摄、储藏、调节与运行，而且协同维系女性肾－天癸－冲任－胞宫生殖轴功能的正常发挥。若脏腑功能失常，易于导致经、带、孕、产、乳生理异常，发为妇科疾病。此时，当辨明所属脏腑及何种病理表现而调补之。

1. 滋肾补肾

补肾是治疗妇产科疾病的重要方法之一，临证之要在辨明属肾气虚、肾阳虚、肾阴虚、甚而阴阳两虚，选用补益肾气、温补肾阳、滋肾益阴或阴阳双补等不同治法。

（1）补益肾气。肾气不足会影响天癸的成熟、泌至和冲任的充盈、通畅，呈现功能不足或减退的状态。其虚或因禀赋不足或因肾阳不能蒸腾肾阴化生肾气而起，故补益肾气常从肾阴阳两方面着手调补，阳生阴长，肾气自旺。或在调补。肾阴阳之中适当加入黄芪、人参、白术、炙甘草等以养先天。常用方如寿胎丸、肾气九、归肾九、加减从蓉菟丝子丸、补肾固冲九。若先天不足，天癸不能至期成熟、泌至，又常于补益肾气方药中，佐以健脾养血、益胃生津之品，先后天共养育之。

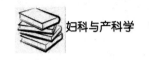

(2)温补肾阳。肾阳不足，命门火衰，阴寒内盛，治宜温肾暖宫，补益命门之火，所谓"益火之源，以消朋翳"。常用药如附子、肉桂、巴戟天、肉苁蓉、仙灵脾、仙茅、补骨脂、菟丝子、鹿角霜、益智仁、蛇床子等。代表方如右归丸、右归饮、温胞饮等。注意其性味辛热者不可过用，因"妇人之生，有余于气，不足于血"，恐有燥烈伤阴之虑。又阴寒内盛，易凝滞冲任血气，故温肾常与活血之品，如当归、川芎、益母草、桃仁同用。若脾土失煦，肾脾同病，又当同治之。

肾为胃关，关门不利，聚水而从其类，可致子肿；气化失常，又可变生妊娠小便不通、产后小便异常（不通、频数等）诸疾，又当于温补肾阳之中，佐以行水渗利之品，如猪苓、茯苓、泽泻、木通之属，代表方有真武汤、济生肾气丸、五苓散。

(3)滋肾益阴（滋肾填精）。肾阴不足，治宜滋肾益阴。常用地黄、枸杞子、黄精、女贞子、旱莲草、制首乌、菟丝子、桑椹子等。方如左归丸、补肾地黄汤、六味地黄丸。若先天禀赋不足肾精未实或多产房劳耗损肾精而为肾精不足之证者，又当滋肾填精。治此之时，常在滋肾益阴基础上，继以血肉有情之品养之，可酌选加紫河车、阿胶、鹿角胶、龟甲胶共奏填精益髓之功。

肾阴不足，阴不敛阳，可呈现阴虚阳亢之候，需佐以镇摄潜阳之品，如龟甲、龙骨、牡蛎、鳖甲、珍珠母、石决明之类。虚热内生，主以"壮水之主，以制阳光"，随机加入养阴清热药，标本同治之。肾水滋养肝木，上济心火，是以。肾阴亏虚又易于继发肝肾、心肾同病之证；肝藏血，肾藏精，精血互生，乙癸同源，肾精不足可致肝血衰少，肾阴医乏能使肝阴不足，如此当两脏甚或三脏同治。

滋肾补肾时，临证用药应注意滋阴不忘阳，补阳不忘阴，阴阳双补要点在于分清虚实的主次关系而调治之，或滋肾益阴佐以温肾助阳，或温。肾助阳佐以滋肾益阴，可于温滋两法方药权宜择之。《景岳全书》所论"善补阳者，必于阴中求阳，则阳得阴助而生化无穷；善补阴者，必于阳中求阴，则阴得阳升而源泉不竭"，即是补肾精要之言，也是阴阳双补之要论。

2. 疏肝养肝

肝藏血，主疏泄，司血海，体阴而用阳，喜条达而恶抑郁。女性有余于气不足于血，又容易情绪激动或多郁，每致肝失条达，疏泄无度，冲任不调，致经、带、胎、产、杂诸病由生。

(1)疏肝解郁。抑郁或忧思致肝失条达，治宜疏肝解郁。常用柴胡、郁金、川楝子、香附、青皮、橘叶、积壳、白芍、佛手等药。代表方如柴胡疏肝散、逍遥散、乌药汤。因疏泄失常，冲任失调而致月经不调或诱发乳腺疾病常用本法治之。注意苯甲雌二醇体血常不足,而一般行气药多辛燥,用量不宜过重,以免耗散阴血;或于行气药中,酌佐山茱萸、麦冬、构祀子、制首乌、地黄类滋阴养血药,预培其损或避制其弊。

(2)疏肝清热。肝郁化火,治宜疏肝理气、清肝泄热。常用川谏子、丹皮、栀子、黄芥、桑叶、夏枯草、菊花等药,代表方如丹桅逍遥散、宣郁通经汤。尤宜配以生地、麦冬、天花粉、玉竹类养阴生津之品,理如前法所述。

(3)养血柔肝。营阴不足,肝血衰少,肝脉乳络失于濡养,治宜养血柔肝。常用地黄、白芍、桑棋子、女贞子、构祀子、玉竹、山茱萸、北沙参、制首乌、当归等药。代表方有一贯煎、祀菊地黄丸。肝体阴而用阳,若肝阴不足,肝阳上亢者,应于育阴之中,加入潜阳之品,如龟甲、鳖甲、珍珠母、石决明、天麻、牡蛎之类,常用方如三甲复脉汤。阳化则风动,急当平肝熄风,用羚角钩藤汤。

(4)疏肝清热利湿。肝郁乘脾,运化失司,水湿内生,肝热与脾湿相合;或肝经湿热下注冲任或任带二脉,治宜疏肝清热利湿。常用龙胆草、车前子、柴胡、黄芥、黄柏、栀子、泽泻、茵陈等药。代表方如龙胆泻肝汤、清肝止淋汤、四逆四妙散。

3.健脾和胃

(1)健脾法。

凡脾虚气弱者皆宜本法主之。脾虚气弱可表现脾失健运或脾失统摄的不同病机,脾失健运又可导致气血生化之源不足或水湿内生的不同病理结果;脾主升清而统血,脾虚失摄则可呈现血液流溢散失或气虚下陷的两类病变。基于此,健脾法又常分为健脾养血、健脾除湿、补气摄血、健脾升阳诸法。

①健脾养血:脾虚运化失司,气血生化之源不足,常用人参、白术、茯苓、莲子肉、山药、黄芪等健脾益气,辅以熟地、当归、枸杞子、白芍、制首乌,共奏气血双补之功。常用方如八珍汤、人参营养丸、圣愈汤等。

②健脾除湿:脾虚气弱,津微不布,水湿内生,溢于肌肤或下注损伤任带,治当健脾益气与利水渗湿同施。常用药物:党参、茯苓、苍术、白术、陈皮、大腹皮、泽泻、薏苡仁、赤小豆、砂仁等。代表方如白术散、完带汤、参苓白术散。

③补气摄血:适用于脾虚气陷,统摄无权所致的月经过多、崩漏、经期延长、胎漏、产后恶露不绝等以阴道异常出血为主证诸疾。于此之时,首当健脾益气以治其本,配伍止血之品,如炮姜炭、艾叶、赤石脂、乌贼骨、茜草、血余炭、仙鹤草等以治其标。代表方如固本止崩汤、安冲汤等。

⑤健脾升阳:脾虚气弱,气虚下陷,胎失所载或胞脉失系致胞宫从正常解剖位置下移等,均当健脾益气、升阳举陷。药用人参、黄芪、白术、升麻、柴胡、桔梗。代表方如补

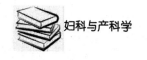

中益气汤、举元煎。

（2）和胃法。

①和胃降逆：凡胃气不和，失于顺降者均可选用此法。妇科中胃失和降常因脾虚胃弱或中宫虚寒或木郁横侮所致，其治虽均以和胃降逆为要，但需分清虚、实、寒、热而分调之。如因虚而逆以致妊娠恶阻，常用香砂六君子汤，偏寒以干姜人参半夏丸主之；因热而逆可选橘皮竹茹汤；肝胃失和而气逆作呕，则当抑肝和胃，并视其郁热之偏盛，以苏叶黄连汤或芥连橘茹汤分治之；至若久吐耗气伤阴，又当养阴和胃或益气养阴、降逆止呕合用。

②清胃泄热：冲脉隶于阳明，胃热炽盛灼烁津液，谷气不盛，血海不满，甚而冲任津血无源变生经闭，治当清胃泄热、养阴润燥，方用瓜石汤。若胃热并冲气上逆，火载血上而病经行吐血者，又当清热降逆、引血下行，以玉女煎类方药治之。

（二）调理气血

"妇人之生，有余于气，不足于血""以血为基本"，经、孕、产、乳均以血为用，女性机体常处于气血相对不平衡的状态之中，形成了致病因素易于侵扰气血的病理特点。再者脏腑功能失调、经络失畅又常影响气血，故调理气血成为治疗妇科疾病的常用大法。

调理气血首在分清病在气在血、属实属虚，以为立法依据。调气主要针对气虚、气滞、气逆、气陷等病变，有补气、理气、降气、升举诸法；理血则据血虚、血热、血寒、血瘀的不同病机而以补血养血、清热凉血、温经散寒、活血化瘀分治之。气血同病见诸气血两虚、气虚血脱、气滞血瘀等，当根据气或血病变的轻重主次，决定治法的主从而治之。

1.理气法

（1）理气行滞肝失条达，气机郁滞在妇产科中十分常见，因而理气行滞之法常与疏肝解郁法同用，其证治方药见前所述。此外，寒凝、痰湿、湿热、瘀血等亦可引起气机失畅而变生经、孕、产各类妇产科疾病。调治时，应在针对原发病因、确立治法的基础上（如寒凝者首主温经散寒，痰湿者先以化痰除湿）理气行滞。药用橘核、荔枝核、乌药、木香、香附、枳壳、陈皮、厚朴之类。

（2）调气降逆气逆者降之，此常也。因气逆而致妇科疾病，多涉及肝、胃及冲脉，表现为肝气（阳）上亢、胃失和降、冲气上逆，前两者已于肝、胃治法中论及，至若平降上逆之冲气，习惯上多遵循"冲脉隶于阳明""降胃气以平冲气"之经验，主以和胃降逆之品治之。

（3）补气升提气虚者补之。妇科呈现气虚不足诸证，以脾、肾两脏为主；中气不足甚而气虚下陷者,又当佐以升提之品。具体治法方药,参前补益肾气、健脾和胃法相关内容。

2.调血法

(1)补血养血。月经以血为物质基础,孕期血以养胎,分娩赖气血化为产力,需阴血濡润产道,产后乳汁与血同源,是以血虚冲任不足可致经、孕、产、乳诸疾,治以补血养血。《景岳全书·妇人规》云:"妇人所重在血,血能构精,胎孕乃成。欲察其病,惟以经候见之;欲治其病,惟于阴分调之。"强调治疗妇科病,需时时顾护阴血。常用当归、熟地、何首乌、枸杞子、阿胶、白芍、黄精、鸡血藤之类,方如四物汤、人参营养汤、滋血汤等。

(2)清热凉血。血热是导致妇产科疾病发生的常见致病因素之一,故清热凉血之法颇为常用,应用时注意分清热因、热势。素体阳盛、外感热邪、过食辛辣、过服温热药物、肝郁化热等属实热范围,法当清热凉血,以清经散、保阴煎诸方治之;阴虚血热者,主以养阴清热,常用玄参、生地、知母、黄柏、地骨皮、丹皮、白薇、青蒿等组方,如知柏地黄汤。"热为火之渐,火为热之极,火甚成毒",清热又当辨明热、火、毒之势,分别主以清热、泻火、解毒各法。因女性"不足于血",清热不宜过用苦寒,尤其是热扰冲任,迫血妄行,所致经、孕、产的异常出血病证,如崩漏、胎漏、产后恶露不绝等,更应注意。若热灼营血,煎熬成瘀,又当酌配活血化瘀之品,如赤芍、桃仁、丹参、益母草、泽兰之属。

(3)清热解毒。湿热蕴郁,日久不愈,可成湿毒;热淫于内,瘀热奎积,亦可成毒;或直接感受湿毒、热毒、邪毒之邪,导致月经过多、带下病、产后发热、阴疮、阴痒、女性生殖器炎症、肿瘤、性传播疾病等,均宜以清热解毒法治之。常用银花、连翘、紫花地丁、野菊花、红藤、败酱草等药。代表方如五味消毒饮、银甲九、银翘红酱解毒汤等。

(4)活血化瘀。血液的稀稠度有所改变,呈现浓、粘、凝、聚状态,以致流行迟滞或渗出脉道之外而成离经之血,皆属于瘀。血瘀之因,常见寒凝、热灼、气滞、气虚或外伤(含金刃所伤)等。其病理改变可见:冲任瘀阻,子宫闭阻、胞脉胞络失畅。若冲任瘀阻,恶血不去,新血不得归经,治宜活血化瘀,常用桃仁、红花、当归、川芎、丹参、益母草、泽兰、蒲黄、五灵脂、三七,甚而三棱、莪术、水蛭、蛇虫、鹰虫等药。代表方:桃红四物汤、少腹逐瘀汤、生化汤、大黄鹰虫九。

由于瘀血之生,与寒、热、气或外伤攸关,因而血瘀常以继发病因的方式出现,故活血化瘀之法,常据其原发病因而相应拟立,如因寒而凝应温经散寒、活血化瘀;因热灼浓粘不畅,则宜清热凉血、活血化瘀;气机不利血行迟滞者,理气行滞、活血化瘀;气虚又当补气化瘀。

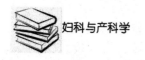

应用活血化瘀药物时,还应综合瘀血病变程度与机体素质情况筛选。一般而言,活血化瘀药常据其药物作用程度分为和血、活血、破血三类。和血类系指有养血活血作用的,如当归、赤芍、三七、鸡血藤;活血药类包括川芎、红花、蒲黄、五灵脂、益母草、泽兰、乳香、没药、王不留行、姜黄等具有活血、行血、通瘀作用之品;破血药指有破血消瘀攻坚作用的水蛭、蛇虫、桃仁、血竭、三棱、莪术、蟅虫之类。体虚不足或长期服用活血、破血类药,需注意攻补兼施。

若瘀阻冲任新血不得归经而导致月经过多、崩漏、产后恶露不绝,宜佐用化瘀止血药以标本同治。其临床效应有的是通过兴奋子宫平滑肌,使子宫收缩而达到止血目的,如益母草;有的是通过增强凝血酶的活性缩短凝血时间而止血,如三七、蒲黄等。

瘀积久,结而成癥者,虽因有些活血化瘀药如水蛭、虻虫、三棱、莪术等有程度不同的破血消癥作用,可择而用之。但习惯上常与软坚散结之品同用以增其效,如牡蛎、鳖甲、穿山甲。

(三)温经散寒

寒邪客于冲任、胞络,易引起经脉出现拘挛、踌缩、绌急类病理改变,影响血气运行,致瘀血形成或不通则痛,诱发月经后期、月经过少、闭经、痛经、妊娠腹痛、产后腹痛、恶露不下、癥瘕等病证,应以温经散寒法主之。常选用肉桂、桂枝、吴茱萸、小茴香、乌药、补骨脂、细辛、艾叶诸药,方如温经汤、少腹逐瘀汤、艾附暖宫丸等,其中均体现有温经散寒与化瘀止痛之品同用的治法。

寒之所生,亦有内外、虚实之别,妇科学中以阳虚而阴寒内盛者为多,故温经扶阳散寒法尤为常用。阳虚而寒者,又易导致脏腑生化功能下降,继发血气不足之证,即景岳所云"阳气不足则寒从中生而生化失期"之意,故温经扶阳散寒法中又常佐以补气、养血之品。此外,寒邪又易与风、湿之邪合并为风寒、寒湿为患,治此之时,又当温经散寒与祛风、除湿法合用。

(四)利湿除痰

湿邪为患,既具其性重浊、黏滞,易阻遏气机致升降失常、经络阻滞的病理特征,又有病程缠绵经久难愈,呈现易于合邪及转化的特点。如与寒并,则成寒湿;与毒邪相合,则为湿毒;湿郁日久而化热,则为湿热;湿聚成痰,则属痰湿。当分别治以利水渗湿、清热利湿、化痰除湿各法。

湿邪同寒、热之邪一样,有内外之异。其生于内者,多与机体水液代谢活动相关的脏腑功能失常有关,亦可因气滞而津液环流受阻,聚而生湿。故利湿法又常与健脾、补肾法同施,组成健脾利湿、温阳化湿法则;气滞湿阻者则以理气行滞与利水渗湿药合用之。

属湿热为患,需析其源而调治。伤于外,如带下病、阴痒的湿热证,以止带方、草薢渗湿汤主之;因于内则有因肝经湿热下注,肝脾不调而肝热与脾湿相合,或因"脾胃有亏,下陷于肾,与相火相合,湿热下迫"所起,宜用龙胆泻肝汤、四逆四妙散、三妙红藤汤等分治之。

聚湿成痰,下注胞中,影响胞宫、胞脉、脉络,损及冲、任、带诸经,可致闭经、不孕等,治宜燥湿化痰,利湿与化痰药同用。化痰药如南星、半夏、生姜、竹茹、橘皮、白芥子、莱菔子等,常用方如苍附导痰丸、启宫丸。

(五)调治冲任督带

冲任督带,尤其是冲任二脉,不仅与女性生理密切相关,而且在妇产科疾病的发病机理中占有重要地位,因此,调治冲任督带应为施治妇科疾病的重要治法之一。徐灵胎《医学源流论》将其总结、升华到"凡治妇人……一必先明冲任之脉……此皆血之所从生,而胎之所由系,明于冲任之故,则本源洞悉,而后所生之病,则千条万绪,以可知其所从起"的高度。然而,因为本草学归经理论及方剂学的功效作用均极少涉足冲任督带经脉作用部位的缘故,也由于妇科自身有关"肾为冲任之本""肝藏血,主疏泄,司血海""治肝、脾、肾即是治冲任""养血即可调冲任"等学术的影响,中医妇科学调治冲任督带治法至今尚未完整地独立形成,对冲任督带病位的治疗,多数仍依附于肝、脾、肾施治。例如,冲任不固者,常以补肾固冲、健脾固冲法治之;冲任失调者,以疏肝调之;督脉虚寒者,以温肾助阳法主之;带脉失约之属虚者,又常用健脾摄带法治之,等等。尽管如此,古今仍有不少医家,就如何调治冲任督带展开了研讨,并结合临床实践,提出了调治冲任督带的相应治法方药,现归述如下。

(1)调补冲任。适用于因冲任虚衰或冲任不固所致的月经过多、崩漏、闭经、胎漏、胎动不安、滑胎、产后恶露不绝、不孕症等多种疾病。可选用菟丝子、肉苁蓉、鹿角胶、枸杞子、杜仲、人参、白术、山药、吴茱萸、蛇床子等补冲养冲;龟甲、覆盆子、白果、艾叶、紫河车、阿胶以补任脉。方如固冲汤、补肾固冲丸、鹿角菟丝子丸、大补元煎。

(2)温化冲任。冲任虚寒或寒湿客于冲任,以致月经过少、痛经、带下病、不孕症等,宜温化冲任。药如吴茱萸、肉桂、艾叶、小茴香、细辛、川椒、生姜等,代表方有温冲汤、温经汤、艾附暖宫丸。

(3)清泄冲任。热扰冲任,迫血妄行可致经、孕、产各生理时期中的异常出血,如月经过多、崩漏、胎漏、产后恶露不绝;热邪煎灼,冲任子宫枯涸能引发闭经、不孕。治

需清泄冲任血海,药如丹皮、黄柏、黄芥、桑叶、生地、知母、地骨皮、马齿觉、蚤休等,代表方有清经散、保阴煎、清热固经汤、清海丸、解毒活血汤。

(4)疏通冲任。寒、热、痰、湿、瘀、郁气犯及冲任,致冲任阻滞,可诱发月经后期、痛经、闭经、难产、产后恶露不绝、癥瘕等证,均当疏通之。择用桂枝、吴茱萸、乌药、丹皮、赤芍、苍术、法半夏、生姜、枳壳、川芎、柴胡、香附、王不留行、莪术、桃仁、炮山甲等。代表方如少腹逐瘀汤、四逆四妙散、苍附导痰丸、桃红四物汤、柴胡疏肝散。

(5)和胃降冲。冲气上逆,既可犯胃致胃失和降,也可与血热相引为乱,引起倒经。治当抑降上逆之冲气。药用紫石英、紫苏、法半夏、代褚石、陈皮、竹茹、伏龙肝等,方如小半复加茯苓汤、紫苏饮。

(6)扶阳温督(温阳补督)。督为阳脉之海,督脉虚寒,胞脉失煦,可引起月经后期、闭经、绝经前后诸证、不孕等,治宜扶阳温督。常用鹿茸、补骨脂、仙茅、仙灵牌、巴戟、附子、续断,方如二仙汤、右归丸。

(7)健脾束带。带脉失约或纵弛,不能约束诸经,可引起带下病、子宫脱垂等,治当束带摄带。

然带脉属脾,故束摄带脉多通过健脾益气或健脾运湿法治之。药如党参、升麻、苍术、白术、茯苓、白果、芡实、莲子、莲须、五倍子等,代表方如完带汤、健固汤、补中益气汤。

(六)调养胞宫

胞宫的概念不单指子宫,它包括了子宫和附件。胞宫受病可直接影响女性的生殖生理,因此调养胞宫是治疗妇科疾病的一个重要措施。

胞宫的生理活动,是以脏腑、血气、经络的功能活动为基础,一方面,通过调理脏腑、血气、经络可达到调治胞宫之目的;另一方面,直接调治胞宫,也是当今学者重视和善用的有效方法。

现根据胞宫与脏腑、血气、经络的相互关系,以及导致胞宫功能失常的主要机理,归纳调治胞宫的主要治法如下:

(1)温肾暖宫。胞寒者,以虚寒多见,肾为元气之根,有温煦胞宫之职,故温肾以暖胞为常法,适用于因胞宫虚寒所致月经后期、闭经、不孕症等。可选紫石英、附子、肉桂、艾叶、蛇床子、补骨脂类,方如艾附暖宫丸、温胞饮。

(2)补肾育宫。先天察赋不足,子宫发育幼稚,或因产伤直损,或因肾一天癸一冲任生殖轴功能紊乱,子宫受累,过早萎缩,而病月经过少、闭经、滑胎、不孕等,治宜补一肾益阴或滋肾填精以育宫。酌选熟地、制首乌、菟丝子、构祀子、肉苁蓉、覆盆子、紫河车、鹿角胶、鹿茸等,代表方如加减从蓉菟丝子丸、滋肾育胎丸、五子衍宗丸、育宫片。

(3)补血益宫。产伤失血过多或哺乳过长耗血,血虚而胞失所养,或发育不良或闭经日久,以致子宫萎缩,发生闭经、不孕诸疾,法当补血养胞。药用枸杞子、覆盆子、当归、熟地、白芍、阿胶等,代表方如四二五合方。

(4)补肾固胞。"胞络者系于肾",肾主系胞,肾气不足,系胞无力,子宫位置下移,发为子宫脱垂,则需补肾固脱。方如大补元煎,寿胎丸。

(5)益气举胞。脾主升清,因产伤或产后操劳过度,劳则气耗,"气下冲则令阴挺出",发为子宫脱垂。当益气升阳托举子宫,方如补中益气汤、益气升提汤、升麻汤。

(6)逐瘀荡胞。胞宫者,奇恒之府,"藏而不泻",意在不藏恶物如瘀血浊液类也。若瘀阻胞宫,不能行使其正常功能活动,便可发生经、孕、产、杂诸证,如月经过多、崩漏、堕胎、小产、难产、产后恶露不绝、产后腹痛、癥瘕等,治需逐瘀荡胞。常用益母草、莪术、桃仁、红花、川牛膝、丹参、大黄、水蛭等,方如桂枝茯苓丸、生化汤、桃红四物汤、脱花煎、逐瘀止崩汤、大黄䗪虫丸。

(7)泻热清胞。无论血热、湿热、热毒、邪毒、瘀热诸邪直犯胞宫,致胞内蕴热,发生月经过多、经期延长、带下、胎漏、胎动不安、产后发热、癥瘕等证,均宜泻热清胞法治之。常用黄柏、黄芩、丹皮、赤芍、红藤、败酱、马齿苋、蚤休、连翘等,代表方如清经散、清热调血汤、清热固经汤、银翘红酱解毒汤。

(8)散寒温胞。无论外寒或阳虚阴寒内盛,犯及胞宫,或血行迟滞瘀阻不通发生月经后期、月经过少、痛经、胞衣不下、癥瘕、不孕症等。可选肉桂、桂枝、吴茱萸、细辛、干姜、小茴香、乌药等散寒温胞,方如温经汤、少腹逐瘀汤、艾附暖宫丸。

(七)调控肾-天癸-冲任-胞宫生殖轴

肾-天癸-冲任-胞宫生殖轴,是中医妇科学有关女性生殖生理的轴心理论。在月经、妊娠、带下、分娩生理的全过程均发挥着重要作用。此生殖轴中,肾为主导,肾气、天癸共同主宰,通过冲任二脉的通盛,相资为用,由胞宫具体体现其生殖生理功能。因而,在妇科疾病中,尤其是某些涉及与月经、妊娠有关的重症如崩漏、闭经、早发绝经、不孕等,常通过调控肾-天癸-冲任-胞宫轴,取得治疗效果。

虽然本治法现阶段尚处于进一步的研究过程中,但实践证明,通过调补脏腑(肾、肝、脾)、调理气血、调治冲任督带、调养胞宫,直接或间接可达到调控生殖轴的作用。有关研究资料亦提示,运用以下方法,可调控肾-天癸-冲任-胞宫轴的功能。

1.中药人工周期疗法

是按照中医妇科学的基础理论,结合月经周期中在经后期、经间期、经前期、行经

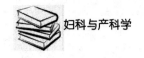

期不同时期的阴阳转化、消长节律,采取周期性用药的治疗方法。目前各中药人工周期疗法的应用与药物选择虽不尽相同,但多遵循滋肾养血—活血化瘀—补。肾—活血化瘀的序贯立法原则。用药思路在于月经(或阴道出血)后血海空虚,属于在肾气作用下逐渐蓄积精血之期,治法上以滋肾益阴养血为主;经间期为重阴转化期,阴精盛,重阴转阳,冲任气血活动显著,主以活血化瘀以疏通冲任血气,并配合激发兴奋肾阳,使之施泻而促排卵;经前期又为阳长期,阴充阳长,以维持肾阴阳相对平衡状态,治宜阴中求阳,温肾暖宫辅以滋肾益阴之药;行经期为重阳转化期,重阳则开,血海满盈而溢下,冲任气血变化急骤,治宜活血调经,冀其推动气血运行,子宫排经得以通畅。此外,传统使用的"先补后攻"或"三补一攻"以治疗崩漏、闭经方法,也是从调控肾－天癸－冲任－胞宫轴着手的。

2. 针刺调治促进排卵

西医妇产科学认为:卵巢是女性具有生殖和内分泌功能的内生殖脏器,其产生和排出卵子及分泌性激素的周期性变化,直接作用并影响到子宫内膜的周期性脱落及出血以行经。因此,在治疗月经紊乱的病证中,调整恢复卵巢功能是一种有效的方法与途径。针刺促排卵,是通过针刺、电针或激光针等方法刺激某些穴位,引起排卵的一种方法。针刺治疗月经不调,早在元代王国瑞《扁鹊神应针灸玉龙经》就有"女子经候不匀调,中极、子宫、气海与中修"的记载。20世纪60年代之后,已有较多针刺关元、中极、子宫、三阴交、血海、大赫各穴以促排卵的临床与实验研究报道,并认为针刺在一定条件下可能通过调节中枢内啡呔水平而促进诅分泌引起排卵。基于有关月经产生及调节机理的理论,西医妇产科学的丘脑下部－垂体－卵巢－子宫轴,与中医妇产科学的肾－天癸－冲任－子宫轴两者之间有着甚为相近的前提,既然针刺可能通过对生殖轴的作用而引起排卵,从中医妇科学的角度而言,也可以认为针刺促排卵具有一定的调整肾－天癸－冲任－胞宫轴的作用。在理解、掌握了上述常用内治法的基础上,临证应用时还应注意据脏腑间的生克制化关系,多脏并治;注意脏腑、天癸、血气、冲任间的密切联系,综合调治;注意参照女性不同年龄阶段治有侧重及经、孕、产、乳不同生理时期的生理特点而遣方用药的治疗经验,立法施治。

二、常用外治法

外治法是中医治疗学的组成部分之一,也是治疗中医妇科疾病的一种常用方法,特别是对于某些局限于外阴、阴道、宫颈或乳房等外露病变部位的疾病,应用外治诸法,使药物直达病所,驱解病邪,常可获取良好临床疗效。

中医外治法历史悠久,早在《黄帝内经》中已有汤熨法、浴法、寒痹药熨法、泵膏膏法等记载。长沙马王堆汉墓出土的《五十二病方》亦有"傅(敷)法""封(涂)法""洒(喷撒)法""尾(冲洗)法""浴法""薰法""沃擅(灌肠)法"疗疾的应用。《金医要略·妇人杂病脉证并治》所载"少阴脉滑而数者,阴中即生疮,阴中蚀疮烂者,狼牙汤洗之""蛇床子散方,温阴中坐药",以及用矾石丸纳入阴中,治瘀血内着,郁而化热,久而腐化,温热内蕴的带下病等,可谓开创了中医妇科学外阴冲洗、阴道纳药外治法之先河。后世不少妇科著作、本草方书也有大量治疗妇科疾病的外治方药与方法记载,丰富了妇科外治法的内容。至清,外治法专著《理擒骄文》甚为精辟地论述了外用药疗法的理论依据、应用原则,如论病当先"察其阴阳,审其虚实气""外治之理即内治之理,外治之药亦即内治之药,所异者,法耳""虽治在外,无殊治在内也"等,为外治法也是妇科外治法用药之准绳。

妇科外治法沿用至今,在理论研究、药物剂型、用药途径、施治方法、适应范围诸方面均有了长足发展。仅就方法而言,外阴熏洗、阴道冲洗、阴道纳药、贴敷、热敷、导肠、腐蚀、药物离子导入、中药穴位注射、中药宫腔内注入、介入疗法等渐为临床所习用。若局部病变影响或累及全身,或局部病变为全身病变在局部的反应时,又需外治用药与内服方药合用,进行整体调治。

(一)坐浴

中药煎取汤液约1000~2000 ml,趁热置于盆器内,患者先熏后坐浸于药液中,起到清热解毒、杀虫止痒、消肿止痛及软化局部组织的治疗作用。适用于阴疮、阴痒、阴痛、外阴白色病变、带下量多、小便淋痛、子宫脱垂合并感染等。常以清热解毒药物如白花蛇舌草、大黄、黄柏、连翘、苦参、土茯苓、蛇床子等为主,方如蛇床子散、塌痒汤、狼牙汤等。每日1~2次,每次15~30分钟,药液不可过烫,也不宜过浓。坐浴后一般不再用清水冲洗,亦无须拭干,待其自然吸收,以利药效的充分发挥。

凡阴道出血,或患处溃烂出血、月经期禁用,妊娠期慎用,注意浴具分开,以防交叉感染。

(二)外阴、阴道冲洗

以药液直接冲洗外阴、阴道达到治疗目的的方法。常用于外阴炎、阴道炎、宫颈炎、盆腔炎等引起带下病、阴痒的治疗,以及阴道手术前的准备。

治疗性冲洗者,常用量为每次500 ml左右,倾入阴道冲洗器具内每日2次,连续冲洗至自觉症状消失。所用药物据冲洗目的选用,阴道炎患者也可结合阴道分泌物检

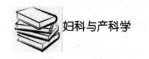

查结暴,有针对性地选用。若为术前准备,可用新洁尔灭。

治疗期间应避免性生活,注意内裤、浴具的清洁消毒。月经期停用,妊娠期慎用。

（三）阴道纳药

将中药研为细末或制成栓剂、片剂、泡腾剂、胶囊剂、涂剂、膏剂等剂型,纳入阴道,使之直接作用于阴道或宫颈外口等部位,达到清热解毒、杀虫止痒、除湿止带、祛腐生肌等治疗作用的治法。常用于带下病、阴痒、阴道炎、宫颈糜烂或肥大、宫颈原位癌、子宫脱垂等。须根据病症及病位辨证用药,选择相关剂型。如湿热型带下病,可择用黄柏、黄连、大黄、苦参、地肤子、白鲜皮、千里光、青黛、虎杖等清热除湿药,制成栓、片或泡腾剂阴道纳药;宫颈糜烂欲解毒祛腐,可酌加百部、白矾、蛇床子、硼砂;收敛生肌选用白及、珍珠粉、炉甘石等。

对于栓剂、片剂、泡腾剂、胶囊制剂等,患者可先行阴道冲洗后,自行上药。但粉、膏等涂剂类及宫颈上药,不便于自行操作,通常需医务人员操作,尤其是某些含有腐蚀性药品的制剂,更需直接由医务人员严格按操作程序执行。治疗注意事项同阴道冲洗法。

（四）贴敷法

贴敷法是将外治用药的水剂或制成的散剂、膏剂、糊剂,直接或用无菌纱布贴敷于患处,取得治疗作用的方法。可用于外阴血肿、溃疡、脓肿切开,也可用于乳痈或回乳,还应用于痛经、产后腹痛、妇产科术后腹痛、不孕症、癥瘕等。常选用清热解毒、行气活血、温经散寒、消肿散结、通络止痛、生肌排脓类中药,随机辨证、辨病择之。

水剂者,多以无菌纱布浸透药液贴敷;散剂则可直接撒于创面;膏剂常先涂于无菌纱布,再敷贴患处;若属痛经膏、痛经贴、庸香壮骨膏等中药橡皮膏剂,则可直接贴于患处或经络穴位点;还有将药物制成粗末,加入致热物质,袋装密封,制成热敷剂;或以药物粗末制成湿药包,隔水蒸 15～20 分钟,趁热敷置患处或借用热水袋、电热器、理疗仪甚至食盐、砂土炒热作为热源起热敷作用的。贴敷时间、疗程则据组成药物、所疗病证、治疗目的综合考虑决定。

（五）宫腔注入

将中药制成注射剂,常规外阴、阴道、宫颈消毒后,将药剂注入宫腔及输卵管腔内,以了解输卵管畅通情况,或治疗宫腔及输卵管粘连、阻塞造成的月经不调、痛经、不孕症等。治以活血化瘀为主佐清热解毒,药如丹参、当归、川芎、红花、莪术、鱼腥草等,常用复方丹参注射液、复方当归注射液、鱼腥草注射液等注射剂。

本法能使宫腔及输卵管腔内保持较高的药物浓度,有改善局部血液循环,抗菌消炎,促进粘连松解及吸收,以及加压推注的钝性分离等综合治疗作用,已成为目前治疗宫腔、输卵管阻塞或粘连的有效方法之一。

药量为 20~30 ml 注射时观察有无阻力、药液流、患者有无腹痛等情况。本法应在月经干净后 3~7 天内进行,可隔 2~3 天 1 次,经后至术前禁止性生活。

(六)肛门导入

将药物制成栓剂纳入肛内,或浓煎后保留灌肠,达到润肠通腑、清热解毒、凉血活血、消瘕散结等目的。本法可使药物在直肠吸收,增加盆腔血循环中的药物浓度,有利于盆腔、胞中痈积、慢性盆腔炎、盆腔瘀血综合征,以及产后发热、大便秘结等病证的治疗。

若为中药保留灌肠,可用尿管或小口肛管或一次性灌肠袋,插入肛中 14 cm 左右,将温度适中的药液 100 ml 徐徐灌入,保留 30 分钟以上;临睡前注入,保留至次晨疗效更佳。每日 1 次,一般以 7~10 天为一疗程。给药前应尽量排空二便,给药后卧床休息 30 分钟,以利于药物的保留。如采用栓剂,可嘱病人每晚睡前自行放入肛内。月经期、阴道出血时及妊娠期需慎用。

(七)中药离子导入

此法是根据离子透入原理,运用中药药液,借助药物离子导入仪的直流电场作用,将药物离子经皮肤或黏膜导入盆腔或胞中,并在局部保持较高浓度和较长时间,使药效得以充分地发挥,用以治疗慢性盆腔炎、输卵管阻塞、妇科术后盆腔粘连、子宫内膜异位症、陈旧性宫外孕、外阴炎等。

本法多选择清热解毒、活血化瘀类药组方,药味少而精,一般 2~3 味为宜,也可用 1% 小檗碱或复方丹参注射液。使用时用纸吸透药液,置于消毒的布垫上,放在外阴,接通阳极,另用无药的湿布垫放在腰骶部,接通阴极,开动治疗仪,电流为 5.10 mA,药物离子从阳极导入。每次 20 分钟,每日 1 次,疗程据病情拟定。